KB110171

절대 후회하지 않는
신(新) 유목민 다이어트

절대 후회하지 않는 신(新) 유목민 다이어트

발행일   2022년 10월 11일

지은이   성시완, 성시중
펴낸이   손형국
펴낸곳   (주)북랩
편집인   선일영   편집   정두철, 배진용, 김현아, 장하영, 류휘석
디자인   이현수, 김민하, 김영주, 안유경, 최성경   제작   박기성, 황동현, 구성우, 권태련
마케팅   김회란, 박진관
출판등록   2004. 12. 1(제2012-000051호)
주소   서울특별시 금천구 가산디지털 1로 168, 우림라이온스밸리 B동 B113~114호, C동 B101호
홈페이지   www.book.co.kr
전화번호   (02)2026-5777   팩스   (02)2026-5747

ISBN   979-11-6836-525-4 03510 (종이책)   979-11-6836-526-1 05510 (전자책)

잘못된 책은 구입한 곳에서 교환해드립니다.
이 책은 저작권법에 따라 보호받는 저작물이므로 무단 전재와 복제를 금합니다.

(주)북랩 성공출판의 파트너

북랩 홈페이지와 패밀리 사이트에서 다양한 출판 솔루션을 만나 보세요!

홈페이지 book.co.kr • **블로그** blog.naver.com/essaybook • **출판문의** book@book.co.kr

작가 연락처 문의 ▸ ask.book.co.kr

작가 연락처는 개인정보이므로 북랩에서 알려드릴 수 없습니다.

절대
후회하지
않는
新신 유목민
다이어트

성시완, 성시중 공저

머리말

매년 환절기 때면 어김없이 감기를 달고 다녔고 몸무게도 조금씩 조금씩 늘어나고 있었다. 살이 찐 것이 겉으로 확연히 눈에 띌 만큼 뚱뚱해지면서 움직이기 불편할 정도의 허리 통증이 있었다.

처음에는 한 컵 마시기도 어려웠던 탄산음료 콜라의 양이 치킨, 피자와 함께 늘어나면서 1.5L 페트병에 담긴 콜라를 다 마셔도 갈망이 해소되지 않아 또 한 병을 구입해 마시는 순간 목마른 갈증이 해소되었다. 목마름과 갈증이 사라지는 아슬아슬한 경계에서 불현듯 머리에 스치고 지나가는 불안한 불쾌감이 나의 머리를 휘감았다.

"혹시 중독! 중독이라는 게 이런 것이 아닐까!"

탄산음료 콜라를 끊어야겠다고 생각했지만 그때마다 다이어트와 동의어가 된 '내일부터'를 다짐하며 미루게 되어 끊기가 의외로 어려웠다. 그때 운좋게 접한 『음식중독』(케이 쉐퍼드, 사이몬북스, 2014)을 읽어보게 되었다.

절대 후회하지 않는 신(新) 유목민 다이어트

책에 나온 '음식중독 자가 진단표'에 따라 나의 음식중독 상태가 어느 정도인지 확인해보았는데, 생각보다 심각하지는 않았다. 그래도 탄산음료인 콜라를 끊으려고 책에서 알려주는 대로 따라하기로 했다.

고작 탄산음료 콜라를 끊는데 식단을 바꾸고 가족들도 도와주어야 '음식중독'에서 벗어날 수 있다는 내용을 그 당시에는 머리로 도저히 이해가 안 되었다. 그러나 식단 짜기도 쉽고 간단하여 할 수 있는 것부터 실천하다가 점차 가족 모두 식단을 변경하게 되었다.

식단을 바꾸면서 필자를 비롯하여 가족의 건강이 눈에 띄게 좋아지기 시작했다. 특히, 아무리 운동해도 그때만 조금 빠지고 다시 확 불어나는 몸무게가 매월 3~5kg 빠지면서 정상 체중으로 떨어지고, 체중계 눈금은 배우나 모델 같은 연예인의 조건인 키 180㎝에서 115를 뺀 65kg을 가리키고 있었다.

더욱 놀라운 기적 같은 일이 가족에게 일어나기 시작하였다. 초고도비만, 안압, 고혈압에 허리 통증으로 고생하던 형의 몸무게가 완만한 우하향 곡선으로 꾸준히 빠져 비만에서 정상 체중을 지나 표준 체중에 다다르자 허리 통증이 없어지고 고혈압은 정상 혈압이 되고 안압도 정상이 되었다.

필자와 가족이 식단을 변경한 후 현저하게 바뀐 건강한 삶을 보면서, 건강과 먹거리에 관한 여러 책들을 닥치는 대로 읽어보고 그 지식을 활용하여 다양한 체험을 하게 되었다. 이러한 체험과 지식을 가까운 지인들께 알려주다 보니 친환경 생태계 보존과 아이들 건강을 위한 제대로 된 먹거리를 알리기 위해 **바른 먹거리 시민운동을** 하게 되어 함께 활동하는 분들의 경험과 지식을 서로 공유하게 되었다.

그중에서도 세계적인 이슈인 인권과 상관관계가 깊은 행복 추구 및 건강과 관련 있는 식품첨가물을 비롯하여 GMO(유전자변형작물)와 백신에 대해 관심을 갖게 되었다.

아마도 이 세 가지, 즉 GMO(유전자변형작물), 백신, 식품첨가물에 대해 알려진 일반적인 정보들은 사실이지만 한편 진실이 아닌 정보들이 많다. 그리고 그 정보들의 확산 속도는 빠르다. 그것을 인지하는 것만으로도 우리의 건강과 행복을 되찾는 지름길이 될 것이다.

우리 주변을 둘러보면 아픈 사람들이 너무 많다. **우리나라 한 해 예산은 대략 500조이고, 우리나라의 개인, 기업, 정부 등의 의료비와 관련된 지출이 약 130조라고 한다.** 해마다 의료비 증가로 인해 파산하는 가정이 늘어나고 있다. 국민 건강 악화로 인한 의료비 지출 증가는 개인 및 회사 그리고 국가의 재정적 부담 증가로 이어져 우리 삶의 질을 황폐화시킬 것은 보나마나 뻔할 것이다.

우리 스스로 건강을 관리할 수 있는 방법 중 가장 좋은 방법은 단연코 식단 관리라고 말해도 과언이 아니다. 필자와 가족의 체험을 중심으로 다이어트 및 건강을 얻으려고 노력하는 분들의 시행착오를 획기적으로 덜어주고, 숨을 편안히 쉴 여유조차 사치라고 느껴지는 현대 사회에서 마음고생으로 지친 영혼과 정신의 근원적인 힐링이 필요한 분들, 그리고 기존 3포(연애, 결혼, 출산)에서 N포가 된 세대에게 우리나라 전성시대의 유목민족 고구려의 역사를 재조명하여 잃어버린 꿈과

희망을 새롭게 할 수 있는 신선한 바람이 되어 조금이나마 도움이 될 수 있도록 하기 위해 온갖 어려운 환경과 역경에도 글을 쓰게 되었다.

끝으로 이 책이 나올 때까지 음식에 대한 통찰과 체험, 그리고 지식을 얻을 수 있도록 도와준 가족과 지인들께 감사드리는 바이다. 또한 다양한 책을 읽을 수 있도록 도와주고 함께 책을 출간할 수 있도록 격려해준 모든 분께 감사드린다.

어려운 환경에서도 국민 식생활 개선을 위해 바른 먹거리 시민운동 활동 중에 각자 준비해 온 음식을 섭취하며, 바른 먹거리 운동을 솔선수범해주신 'GMO 없는 바른 먹거리 국민운동본부' 대표님들과 집행위원장님, 그리고 자문위원님께 감사의 마음을 전한다.

대면접촉과 SNS를 통해 바른 먹거리에 대해 관심을 갖고 응원해주신 친환경 생산자분과 판매 점장님 및 직원분들, 여자는 약하지만 엄마는 강하다는 말을 증명해주신 어머님들의 뜨거운 응원과 우리나라 먹거리 문제에 대해 함께 고민해주신 모든 분들께 감사드린다.

2022년 10월
공저자 성시완, 성시중 올림

목차

I 무엇을 먹을 것인가보다 무엇을 먹지 않을 것인가가 더 중요하다

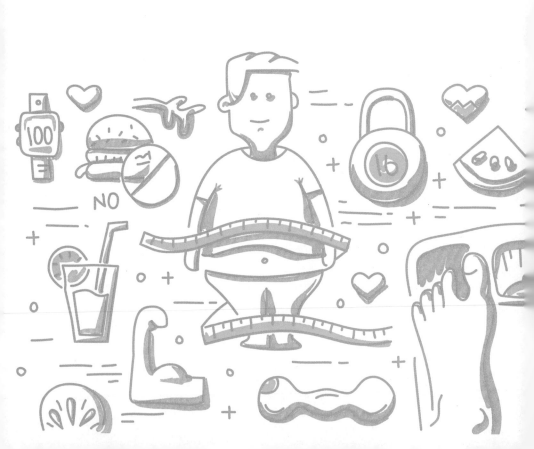

I

무엇을 먹을 것인가보다
무엇을 먹지 않을 것인가가 더 중요하다

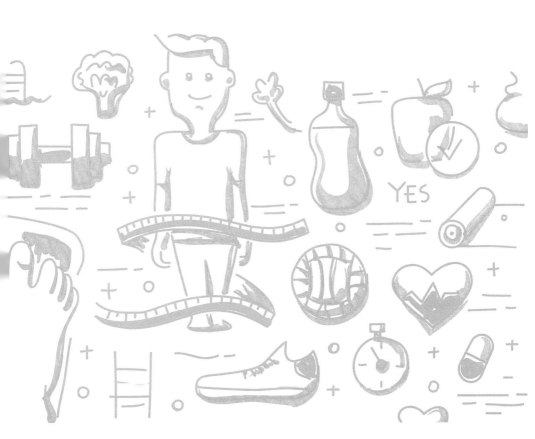

01

다이어트는 언제 어디서나
대화의 소재

세상을 살다 보면 자연현상, 사회현상에서 발생하는 사건에 대해 의아심이 생기는 일이 있다. 자주는 아니지만 드문드문 듣고 보게 되는 말 중에 "자기 자신을 사랑하세요"라는 말이 대표적이다. **'자기 자신을 사랑하지 않는 사람이 있을까?'** 그렇지 않으면 사랑하는 방법이 잘못되어서 '제대로 자기 자신을 잘 사랑하라는 말일까?' 필자는 제대로 사랑하는 방법을 알기 위해 부단히 노력했다.

방황하던 젊은 시절에 읽었던 에리히 프롬(Erich Fromm)의 『사랑의 기술』을 여러 번 정독하여 읽으며 사랑의 기술을 터득하려고 하였지만 도저히 손에 잡히지 않았다. 허공에 돌을 던지는 느낌이 들었다. 그렇게 시간이 흐르는 동안 우연히 불교에서 말하는 고통의 근원인 갈애(渴愛)에 대해 관심을 갖게 되었다.

불교에서는 우리 인간의 근원적인 고통의 근원에 '갈애'가 있다고 말한다. 간단히 정리하면 갈애는 감각적 욕망에 대한 갈애(慾愛), 존

재에 대한 갈애(有愛), 존재하지 않음에 대한 갈애(無有愛) 셋으로 분류된다고 한다.[1]

그중에서 의문을 가졌던 **존재하지 않음에 대한 갈애(無有愛)**를 통해 **'자기 자신을 사랑하지 않는 사람이 있을까?'**에 대한 의문을 풀 수 있는 열쇠를 얻은 느낌이었다.

또한 세계적으로 유명한 정신분석학자 지그문트 프로이트(Sigmund Freud)는 인간의 모순적인 심리에 대해서 다음과 같이 말했다.

인간에게는 사랑과 죽음의 두 가지 충동이 있으며 이 둘은 서로 반대 방향으로 작용한다. 사랑은 자신을 영원히 지속시키고 싶은 욕망과 자신을 파괴하고 망가뜨리려는 욕망이 있다.

이렇게 복잡하고 어려운 형이상학적 사유를 풀 수 있는 실마리는 그리스 신화의 영웅 테세우스가 한 가닥의 실로써 다이달로스가 만든 미궁의 미로를 빠져나온 것처럼 아마도 우리가 생각지도 못한 곳에 해답이 있을 수 있다. "자기 자신을 사랑하세요"에서 진정한 '자기 사랑'의 방법도 생각지 못한 우연한 것에서 체득하게 되었다. 또한 요요 없는 건강한 다이어트의 해법도 이와 같이 다가왔다.

---

[1]   http://naver.me/5FeD9HsN 「갈애(渴愛, 빠알리어 kama-tanha)」

살아가면서 자연스럽게 규칙적으로 만나는 분들이 있다. 식단을 통제하면서 식재료에 관심을 갖고 직접 구입하게 되었는데, 식품점에서 새롭게 만나는 분들도 생겼다. 식이요법을 하고 나서 생활의 변화가 생겼는데, 예전에 그냥 지나쳤던 것에도 관심을 갖게 된 것이다. 그러면서 새로운 것이 보였다.

식단을 바꾸면서 식재료 구입이 중요한 일상생활이 되어가던 중 알게 된 분이 있다. 안색이 좀 어둡고, 외양도 과체중이 넘어 비만에 가까워 보였다. 그리고 약간 우울하고 신경질적으로 보였다.

식재료 판매하는 점장님과 식재료에 대해서 이것저것 대화하다 자연스럽게 다이어트가 대화의 주제가 되었다. 지금 생각해보면 다이어트를 대화 소재로 하여 건강을 회복한 우리 가족의 체험을 알리고 건강과 다이어트에 대한 정보를 공유하려고 하는 의도가 있었는데도 불구하고 생각보다 대화는 자연스럽게 이루어졌다.

식단을 바꾼 후 나와 형의 몸무게가 1년 만에 각각 30㎏, 36㎏ 줄었다고 말하니 놀라면서 "어떻게 그렇게나 많이 뺐어요?" 물어보는 표정이 진지해서 어깨가 으쓱해졌다. 잘하면 신경질적으로 우울해 보이는 이분의 안색도 밝고 화사한 얼굴로 바뀔 수 있다고 생각했다.

대화 내용을 간략히 정리해보면 다음과 같다.

"어떻게 살을 그렇게 많이 뺐어요?"

"밥을 줄이고 멀리했더니 그렇게 되네요."

"(놀라며) 밥 대신 그럼 뭘 드세요?"

"밥을 줄이고 대신에 그만큼 단백질을 먹었어요."

절대 후회하지 않는 신(新) 유목민 다이어트

"닭가슴살, 삶은 달걀 이런 걸로요?"

"(요즘은 다이어트에 대해 많이 알려져 있어 대화할 때 편하다) 네, 탄수화물이 몸에 안 좋잖아요(목소리 크게 하여 이 부분을 알리고 싶어 강조). 우울하신 분들 밥, 빵, 면 같은 탄수화물 음식 끊어보면 얼굴에 꽃 핍니다. 기분이 우울한 게 정신적인 것보다 장이 문제예요. 딱 2~3일만 끊어보면 알아요. 식단만 조금 변경하면 돼요."

"(사뭇 진지한 표정으로) 어떻게요?"

"우리나라는 밥상 차릴 때 밥부터 놓고 그에 맞춰 찌개, 반찬 놓잖아요."

"(당연하다는 표정으로) 그렇죠."

"밥 줄인 만큼 그 대신에 닭가슴살 놓고, 그다음에 이에 맞추어, 채소, 나물, 과일 등으로 차리면 돼요."

"그러네요. 고기 먹으니까 채소도 필요하고, 과일도 후식으로."

"주의할 점은 가급적 소금을 넣지 마시고 힘들면 저염식으로 해야 됩니다. 음식에 소금 들어가면 단 게 땡겨요."

"짜니까 밥이 먹고 싶어지겠네요."

"네(강조하듯이 소리에 힘이 들어간다)."

"(김치는 건강식품이니 '상관없겠지'라는 표정으로) 김치도 안되나요?"

"네, 소금 때문에요."

"그럼 국, 찌개도 만들 필요 없겠네요⋯. 정말 편하겠다."

"그러니까요(완전 대화 잘 된다)! 딱 마음먹고 2~3일만 해보세요. 해보면 알아요. 해볼 만하고 좋으면 또 2~3일씩 늘리면 됩니다(5개월 식단 관리를 해주어야 제대로 된 식단 관리를 할 수 있는 기초가 만들어지지만, 일단 맛보기로 2~3일만 해보라고 권유함)."

"소금 없으면 싱겁겠다."

"그렇죠. 소금 대신 레몬으로 즙 내서 찍어 드시면 그냥 먹을 만해요. 레몬은 생 레몬입니다. 가공식품은 끊고, 외식은 가급적 자제하고요."

"네."

그로부터 얼추 한 달이 흘렀을 때쯤, 우울한 언니가 화사하게 미소 짓는 우아한 언니가 되었다.

필자가 물었다. "살 좀 빠지신 것 같은데요?"

그분은 이렇게 대답했다. "네! 조금 많이…. 저희 가게에 자주 와주세요. 좋은 말씀도 많이 해주시고. (웃음)"

"(함께 웃음이 가득해짐) 네!"

02

저탄수화물 식단은
GMO(유전자변형작물) 식품도 두렵지 않다

혁신과 창조의 아이콘 스티브 잡스는 "무엇을 할 것인가에 대한 결정만큼 무엇을 하지 않을 것인가에 대한 결정도 중요하다"라고 하였다.

이와 마찬가지로 우리는 다음과 같이 강조한다.

"무엇을 먹을 것인가에 대한 결정만큼 무엇을 먹지 않을 것인가에 대해 아는 것이 더 중요하다."

탄산음료인 콜라를 끊으려고 식이요법을 시작하면서 알게 된 체중 감량과 건강에는 식재료가 매우 중요하다는 것을 가까운 지인들께 알리고 그 대상이 점차 사회적으로 확대되었다. 우리도 모르게 섭취하는 식재료 중에는 자연 훼손과 우리 몸에 대한 유해성에 대해 여전히 논란이 많은 GMO(유전자변형작물)가 있다. GMO(유전자변형작물) 최대 수입국이기도 한 우리나라는, 콩과 옥수수를 수입한 후 가공하여 전분, 당, 기름으로 만들어 사용한다. 전분과 당은 대표적인 탄수화물이며 가공식품의 주재료이다.

　바른 식생활로의 개선 및 GMO(유전자변형작물)가 들어간 가공식품
에 GMO을 표기하도록 친환경 시민운동 단체들의 **GMO식품완전표시
제** 요구 등으로 안전한 먹거리에 대한 국민들의 높은 관심을 알 수 있
지만 청와대와 정부는 여러 이유로 국민의 청원을 받아들이지 않았다.
그나마 다행인 것은 2019년 3월부터 서울시는 학교급식에 친환경 무상
급식을 실시하여 점차적으로 GMO(유전자변형작물)가 들어간 가공식
품을 줄여 나간다고 한다.

　소비자, 생산자, 다국적 기업, 국가 간의 첨예한 이해관계를 가지고
있는 GMO(유전자변형작물)가 무엇인지 네이버 지식인에서 찾아보았다.

　　GMO는 'Genetically Modified Organism'의 약자로 '유전자
　　변형 생물체' 또는 '유전자 변형 농산물'을 의미한다. 생물체의 유전
　　자 중 유용한 유전자를 취하여 그 유전자를 갖고 있지 않은 생물체
　　에 삽입함으로써 유용한 성질을 나타나게 한 것으로 제초제, 해충,
　　가뭄 등에 대한 저항성을 갖는다.

　겉으로만 보면 큰 문제가 없어 보이지만 자세히 살펴보면 GMO(유전
자변형작물)을 대량 재배하려면 잡초 제거를 해야 하는데, 잡초 제거에
는 많은 인력과 비용이 들어간다. 농사를 지을 때 가장 힘든 것이 잡초
를 제거하는 것이다. 잡초를 제거하기 위해서 농약 제초제를 뿌리면
농작물도 함께 죽기 때문에 제초제를 조심해서 다루어야 한다. 즉, 손
이 많이 가는 작업이다.

　　　　　　　　　절대 후회하지 않는 신(新) 유목민 다이어트

이러한 불편한 점을 개선하여 제초제에도 살아남는 GMO(유전자변형작물)가 탄생한다. 이와 같은 GMO(유전자변형작물)은 농약 제초제를 마음대로 뿌려도 잡초만 죽고 살아남는다. 그리고 이때 뿌려지는 제초제로 인한 폐해가 상당하다고 한다.

특히 일부 제초제에 들어있는 성분 중에는 글리포세이트라는 발암물질이 있다. 이 농약의 유해 성분은 아주 적은 양이라도 우리 몸에 흡수되면 장내 미생물을 파괴하고 건강에 매우 해롭다고 한다.

여기서 문제는 GMO(유전자변형작물)에 뿌려진 농약이 고스란히 작물에 스며들어 우리가 즐겨 먹는 식품의 재료로 사용된다는 것이다. 우리나라는 이러한 GMO 콩, GMO 옥수수 등을 수입 가공하여 당, 전분, 기름 등으로 만든 후 가공식품을 만드는데 여기에 잔존 농약이 들어갈 수 있다는 것이다.

성경 루카복음 11장 11절의 글을 조용히 묵상해보았다.

너희 가운데 어느 아버지가 아들이 생선을 청하는데, 생선 대신에 뱀을 주겠느냐? 달걀을 청하는데 전갈을 주겠느냐?

어쩌면 우리는 우리 자신도 모르게 우리의 가족과 지인들에게 뱀을 주고 있었는지도 모른다. 이런 끔찍한 일이 발생하지 않도록 유튜브 검색창에 **글리포세이트**를 검색해보자.

성공한 다이어터들이 공통적으로 말하는, 요요 없는 다이어트 성공

비법은 다음과 같다.

첫째, 가공식품을 끊는다. 둘째, 외식을 가급적 하지 않는다. 셋째, 탄수화물을 제한한다.

이 중 세번째 내용, '탄수화물을 제한한다'라는 것은 탄수화물, 즉 당을 제한하는 식이요법이다.

로마가 세계 역사상 획기적인 국가로 발돋움하고, 큰 획을 그을 수 있었던 이유를 알고 싶어 여러 번 읽어본 시오노 나나미의 베스트셀러 『로마인 이야기』에 따르면 기원전 7세기 스파르타에서는 여성들도 남자와 같이 건강하고 튼튼한 체격을 위해서 단 것이나 술과 같은 미식을 엄격히 금지하는 식이요법을 하였다고 한다. 그래서인지 몰라도 미인 중에는 스파르타 출신이 많았다고 전해지고 있다.

또한, 『그리스 로마 신화』에서 트로이 전쟁은 인간과 신들의 미인대회에서 우승한 당대 최고의 미인이었던 스파르타의 공주 헬레네로 인해 일어났음을 책에서 알려주고 있다. 이러한 사료들로 추정하면 헬레네 공주는 탄수화물 제한 식이요법을 엄격히 실천한 공주였을 것이다.

현대 사회에서 소수 민족이지만 전 세계를 이끌고 있는 유대민족은 음식정결법(코셧)을 엄격히 지킨다고 한다. 우리나라에도 우리에 맞게 음식정결법이 있으면 좋겠다고 생각한다.

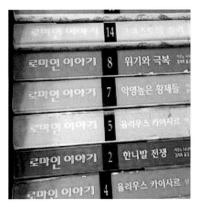
시오노 나나미의 베스트셀러 『로마인 이야기』 시리즈

위에 나열한 것들을 실천하기 힘들다면 밀가루만큼은 꼭 끊어보자. 가공식품을 끊으면 밀가루 음식도 자연적으로 끊는 것이지만, 우리를 방심케 할 수 있는 것은 집에서 직접 만드는 부침개, 칼국수, 수제비 등에 사용되는 밀가루이다.

'직접 만들어 먹는 밀가루 음식은 가공식품이 아니니까 상관없겠지' 라고 생각하지만, 우리나라 밀가루는 거의 99% 수입산이다. 이러한 밀가루에는 재배 시 뿌리는 농약을 비롯하여 유통할 때 부패를 방지하기 위해 대량으로 뿌리는 방부제 등으로 우리의 식단 관리를 어렵게 할 수 있는 유해한 성분이 들어갈 수 있기 때문에 건강을 위해선 끊어야 한다.

한편, 안전한 먹거리에 관심이 많은 필자의 카카오톡 단체 대화방에 GMO 감자 수입에 대한 글을 올린 적이 있다. 그 당시 '핫'했던 GMO 감자에 대한 단톡방의 대화 내용을 소개하면 다음과 같다.

먼저 어떤 회원이 이렇게 말했다. "GMO(유전자변형작물) 감자가 수입된다는데 걱정입니다."

필자가 대답했다. "그러게요. 감자는 전분이 많은 뿌리채소라서 몸에 들어가면 감자의 전분이 당이 되어 건강 및 다이어트에 안 좋아요 (카카오톡 단체 대화방에 감자 농사를 짓는 분도 계셔서 글 올리면서도 고민을 했다)."

"당이 많은 음식이 다이어트와 무슨 관련이 있나요?"

"탄수화물이 몸에 들어가면 포도당으로 바뀌게 되는데요."

"당이 탄수화물이면 필수 영양소입니다."

"그렇죠. 필수 영양소인 당과 지방, 단백질은 우리에게 중요한 에너지원입니다. 우리 몸은 제일 먼저 당을 에너지로 사용하고, 그다음 지방을 에너지로 이용합니다. 마지막으로 단백질을 에너지로 사용해요. **탄수화물을 제한하면 당 대신 지방을 에너지원으로 사용하여 살이 빠지게 됩니다.** 반대로 당을 많이 섭취하면 에너지로 사용하고 남은 잉여 당은 비만의 주범인 지방으로 전환되어 우리 몸에 축적되어 살이 찌게 됩니다. 몸에 지방이 쌓이면 이 지방이 독소를 만드는 화학물질 창고가 되어, 염증을 일으키는 공장 역할을 한다고 하네요."

카카오톡 단체 대화방에 필자의 글이 올라간 다음, 다른 분들의 글이 올라오면서 대화가 끊기게 되어 아쉬웠다. 중요한 말인데 못한 말을 이어서 하자면 다음과 같다.

"이 염증은 우리에게 여러 가지 불쾌한 감정을 일으키고 좋지 않은

절대 후회하지 않는 신(新) 유목민 다이어트

생각을 일으킵니다. 감정과 여러 생각이 일어나면, 우리도 인지하지 못하는 사이에 두뇌에서 에너지가 사용되어 당이 소모되고 부족해져 단음식에 대한 욕구가 일어납니다. 탄수화물을 제한하면 부족해진 당 대신 몸의 지방을 에너지로 사용하여 비만의 주범인 지방이 없어지고, 불쾌한 감정과 생각을 일으키는 독소 화학물질의 근원지인 지방 공장이 소멸하여, 몸과 마음이 가벼워져요!"

이 말을 하고 싶었는데 글 흐름이 바뀌어서 하지 못했었다. 지금이나마 이러한 것을 알리게 되어 기분이 좋다!

참고로 신경과 전문의이며 『그레인 브레인』(지식너머, 2015)의 저자 데이비드 펄머터(David Perlmuter)는 내장지방에서 만들어지는 독소의 유해성에 대해서 다음과 같이 설명하고 있다.

> 내장지방은 일련의 생물학적 사건들을 통해 발생하는 염증보다 더 많은 염증을 발생시키는데, 이는 내장지방 자체에 염증이 생기기 때문이다. 이런 종류의 지방에는 염증을 일으키는 백혈구 무리가 산다. 내장지방에 의해 생산된 호르몬과 염증 분자들은 곧장 간으로 버려지며, 이는 간이 또 다른 탄약으로(즉 염증 반응과 호르몬 방해물질) 반응하는 것이다.

03

식단 관리 중 난생처음 겪어본
구역질과 어지럼증

식단을 바꾸고 나서 며칠이 지나, 속이 메스껍고 구역질이 나고 속이 울렁울렁했다. 단순한 스타일이라 '밀어붙여' 하는 마음으로 구역질을 무시하고, 오구 식판에 있는 음식을 꾸역꾸역 입에 넣고, 억지로 위 속을 채우며 식단 관리를 계속하였다. 그렇게 시간이 지나 필자도 모르는 사이에 구역질이 없어진 것을 알았다. '때로는 억지가 사촌보다 낫다'라는 우리나라 속담이 생각났다.

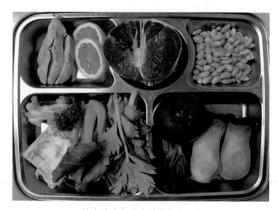

식단 관리 초기에 섭취하던 음식

절대 후회하지 않는 신(新) 유목민 다이어트

여튼 구역질이 나게 했던 식단을 보면 일반 평상시 식단과 전혀 다르게 느껴지는 식단이다. 그리고 현실에서 불가능할 것같이 보이는 식단이며, 더구나 내가 좋아하는 먹거리에서 가장 좋아하는 것만 제외시키고 나머지 모든 영양분을 갖추고 있는 듯한 이 식단이 '혹시 내 인생의 소소한 즐거움을 깨뜨리진 않을까?' 하는 생각을 곰곰이 한 적도 여러 번 있었다.

우연히 구역질이 생기는 원인을 SNS(소셜네트워크서비스)에서 알게 되었는데, 구역질의 원인이 '위의 작용이 좋아지는 과정'이라는 것을 보고 나서 안도의 한숨과 함께 식단을 바꾼 게 잘못된 건 아닌지 불안했던 마음이 없어지고, 궁금했던 것과 새로운 것을 알게 되어 기분이 정말 좋았다.

식단을 바꾼 후에, 탄수화물을 제한하는 식이요법을 그만두어야겠다고 여러 번 생각하게 만든 것이 바로 '구역질'과 '어지럼증'이었다. 특히 **'어지럼증'**은 사라질 듯, 사라질 듯하면서 오랫동안 괴롭고 힘들게 했던 기억이 난다.

이 어지럼증은 아침에 일어날 때 머리가 '띠' 하면서 쓰러질 것 같은 두려움에 정신이 번쩍 들게도 했다. 오후에도 종종 어지럼증이 있어, 혹시 식단을 바꾸면서 영양이 부실해서 그런가 생각했지만 이유는 알 수가 없었다.

영양이 부족하여 어지러운 건지 알고 싶어 가까운 보건소에서 혈액검사를 해보았다. 혈액검사 결과 빈혈 증세가 있었다. 의사의 조언에 따라 철이 많이 함유된 달걀과 쇠고기 등 육류를 식단에 포함시켰다.

지방이 거의 없는 부위의 육류	
쇠고기	홍두깨, 우둔 부위
돼지고기	장조림용 뒷다리 부위
가금류	닭가슴살, 삶은 달걀

위와 같은 음식을 식단에 포함하여 섭취한 후 2~3개월쯤 혈액검사를 다시 해보니 빈혈 증세는 없어졌고 모두 정상으로 나와서 기분이 좋았지만, 어지럼증은 여전히 없어지지 않았다.

한 다이어트 블로그에 **"어지럼증 때문에 다이어트를 포기했다"**라고 한 블로거 글이 떠오르며, 필자도 식단 관리를 포기할 정도로 아찔한 일화가 있다.

한번은 누워서 쉬다가 일어나는 순간 어지러워 힘없이 뒤로 쓰러지는 일이 있었다. 이 사건으로 목뒤 부분이 놀라 뻣뻣하게 굳어 움직이는 데 불편하여 1주일 동안 동네 유명 한의원에서 침 맞고 부항을 뜨고 나서야 전과 같이 회복하여 움직일 수 있게 되었다. 그때를 생각하면 지금도 아찔하다.

'다이어트가 이렇게 힘든 것이구나!' 하는 생각이 지금도 사라지지 않는다. **식단 바꾸는 것이 결코 생각보다 단순하지 않기 때문에 의사 또는 전문가에게 자문을 구한 후 코치를 받도록 하자.**

식단을 통제하는 데 강력한 장애물인 이 어지럼증의 원인을 찾고 고

절대 후회하지 않는 신(新) 유목민 다이어트

치지 않으면 안 되겠다 싶어 건강 관련 책들을 이것저것 보기 시작하였다. 원하는 것을 찾기가 어려웠지만, 그중에서 큰 도움이 된 것은 어지럼증이 생길 때마다 **'머리를 좌우로 빠르게 20회 흔들어주는 것'**이다.

어지러움이 느껴질 때마다 가까이 있는 고정된 물체를 손으로 잡고, 노래하는 헤비메탈 싱어처럼 고개를 좌우로 또는 아래위로 흔들어주니 그때마다 어지럼증이 없어졌다. 시간이 2~3년 정도 지나서 어지럼증이 많이 약해져 지금은 유명 헤비메탈 싱어처럼 고개를 좌우로 흔드는 일은 거의 없어졌다.

식단을 바꾸고 5년차를 향해 가고 있을 때쯤, 전에 읽어보았던 책을 보고 메모해둔 글들을 종합하여 어지럼증 원인에 대해 결론을 내리면, **비염**과 **중이염**으로 추정된다.

어지럼증의 원인으로 강력히 추정되는 비염, 중이염과 같은 만성 염증을 완화하는 방법으로 식단에 퀘르세틴이 풍부한 양파를 하루 반 개씩 생으로 또는 익혀서 섭취하는 것을 추천하며, 생으로 섭취 시 식초에 찍어 먹으면 더욱 좋다. 또 다른 방법으로는 양질의 오메가3가 많은 생선을 주 3~5회 식단에 포함시키는 것이다. 생선에 들어 있는 양질의 오메가3를 섭취하면 만성 염증을 완화하는 데 큰 도움이 된다고 한다.

스티븐 R. 건드리 박사의 『플랜트 패러독스』(쌤앤파커스, 2018)는 채식을 하면 건강해진다는 일반적인 생각들에 대해 역설적으로 채식이 어떻게 우리의 건강을 해치는지 알려주는 책이다. 채식으로 건강을 얻고자 하는 분들은 꼭 읽어보기를 추천하며, 이 책에서 어지럼증과 관련된 글이 있어 여러분께 소개한다.

당신이 먹고 있지 않을 때는 1시간마다 MCT오일이나 코코넛오일 1큰술씩 보충해주어야 한다. 그렇게 하지 않으면 브레인 포그[2]를 경험하거나, 기운이 없거나, 어지러움을 느낄 수 있다.

우리 가족은 단백질로 삶은 백태, 즉 메주콩을 주로 섭취하고 신선한 과일과 채소로 식단 관리를 하였는데, 양질의 오메가3가 듬뿍 들어 있는 생선 섭취에 소극적이었다. 가족이 생선을 좋아하지 않아서 생선 섭취를 거의 하지 않았는데, 식단을 바꾸고 나서부터는 생선을 적극적으로 섭취하고 있는 중이지만 충분한 양의 섭취를 위해서는 더욱 노력해야 한다.

대체로 생선을 고를 때는 '눈이 맑고, 등이 푸른 생선이 좋다'라고 한다. 이렇게 고른 생선 섭취 시 주의할 점은 산업화로 인한 바다 오염이 우리가 생각하고, 느끼고, 알고 있는 것보다 훨씬 심각하다는 것이다.

생선을 섭취할 때는 바다 오염물질이 많은 껍질을 벗기고 속살만 먹으면 좋다. 음식점에서 생선구이를 주문하고 생선 껍질을 벗기고 섭취하였더니, 껍질째 섭취했을 때보다 속이 편하고 좋았다. 생선 중에서는 세계에서 가장 머리가 좋다는 유대인이 즐겨 섭취하는 청어를 추천하

---

2)   머리에 안개가 낀 것처럼 멍한 느낌이 지속돼 생각과 표현을 분명하게 하지 못하는 상태를 일컫는다. 집중력 감소, 기억력 저하, 피로감, 우울 등의 증상을 동반하여 방치할 경우 치매 발병 위험이 높아진다 (출처: 네이버 지식백과).

절대 후회하지 않는 신(新) 유목민 다이어트

며, 어유로 좋은 대구를 강추한다.

생선을 자주 먹기 어려운 분들은, '저온 압착한 유기농 엑스트라 버진 올리브오일'이나 저온에서 뽑아낸 '생 들기름', '정제한 코코넛오일(MCT)' 등을 매일 3~5회 정도 밥 먹는 수저로 섭취해도 좋다고 한다. 필자와 가족은 **저온 압착한 유기농 엑스트라 버진 올리브오일**과 저온에서 뽑아낸 **생 들기름**을 하루 2~3회 섭취해보았는데, 생각보다 의외로 효과가 좋았다.

건강에 좋은 양질의 오일을 꾸준히 섭취하기가 쉽지 않은데, 섭취 시 기름이 담긴 병마개로 흘러내리는 내용물 관리가 어렵고, 섭취 때 사용한 도구들에 묻은 끈끈한 액체 처리가 의외로 불편하여, 바쁘고 피곤한 현대 사회에서 규칙적으로 섭취하기가 쉽지만은 않았다. 하지만 고생 끝에 낙이 오는 것처럼 건강관리를 위해 노력할 가치는 충분하다고 생각한다.

04

우리를 혼란스럽게 하는
다이어트의 통념

탄산음료 콜라를 끊으려고 시작한 식단 관리가 점차적으로 '탄수화물 제한 식이요법'으로 발전하게 되었다. 특히 가공식품과 밥, 빵, 면 같은 곡물과 밀가루 및 식품첨가물과 탄수화물이 들어간 가공식품들을 멀리하고 끊었다.

건강과 다이어트 관련 방송이나 인터넷에서 자주 접하는 내용 중에서 혼란스럽게 하는 것들이 있다. 그중 대표적인 내용으로 "흰 쌀밥은 건강에 안 좋지만 현미와 같은 통곡물은 건강과 다이어트에 좋으니 마음껏 섭취하라"라는 것이다. 이러한 방송이 나올 때 전문적인 의사와 늘씬하고 건강하게 보이는 모델이 나와 얘기하는 것을 듣다 보면, 탄수화물에 대한 생각들이 우리를 더욱 혼란스럽게 하는 것 같다.

이와 같이 광고 같은 방송을 보면 탄수화물을 제한하는 다이어터로서는 흰 쌀밥 대신 현미라도 먹을 수 있겠다는 희망으로 귀가 솔깃해지기도 한다. 특히 흰 쌀밥은 현미에 비해 맛있고 식감도 풍부할 뿐 아니라 어렸을 때 우리 어머님들의 정성이 듬뿍 담겨 있는 음식이라 밥에 대해 더욱 갈망하게 된다.

밥에 대한 좋은 기억으로 인해 탄수화물을 제한할 때 생기는 허기짐이, 여러 음식을 먹어도 먹은 것 같지 않아 공허하고 서운한 감정이 뱀이 또아리를 틀고 있듯 마음 한구석에 남아 있는데, 공인된 전문의사나 늘씬하고 예쁜 모델이 나와 "현미는 건강에 좋다"라고 방송을 하는 것을 보면 밥에 대한 갈망이 일어나 순식간에 식단 관리라는 엄격한 벽을 관통하여 현미밥을 섭취케 하기도 한다.

'통곡물은 건강과 다이어트에 좋은데 혹시 내가 잘못 알아서 이 맛있는 것을 먹지 못해 손해 보는 것은 아닐까?' 하는 생각이 여러 번 일어나 마음의 기만을 일으킨다. 맛과 식감, 그리고 어렸을 때의 추억이 듬뿍 들어 있는 '밥'이 좋은지, 안 좋은지 확인하는 가장 좋은 방법은 직접 몸으로 느껴보는 것이다.

방법은 비교적 간단하다. 곡물을 섭취해보기도 하고 끊어보기도 한후 **하루 또는 이틀** 정도 지나 몸의 변화와 감정을 체크하고 살펴보는 것이다. 그러면 곡물이 우리 몸에 맞는지 안 맞는지 바로 알 수 있다. 필자도 통곡물이 건강에 좋은지 알고 싶어서, 현미밥을 맛나게 먹고 난 후 몸의 변화와 감정을 느껴보았다.

한 이틀 정도 경과한 후 우울하고 불안한 감정이 일어나서 혹시나 하고 곡물 섭취를 중단하였다. 우리가 섭취하는 식재료가 신체와 정신에 얼마나 중요한 영향을 미치는지 알게 되었다. 이후로 밥을 비롯하여 곡물은 거의 먹지 않게 되었다.

이와 같은 체험을 뒷받침해주는 것은 흰 쌀밥은 당이 많고 당 지수도 높아 혈당 수치를 빠르게 상승시켜 건강에 좋지 않다는 것이다. 밀가루의 글루텐 같은 성분이 들어 있어 칼슘이나 미네랄처럼 몸에 좋은 영양의 흡수를 방해하여 뼈와 정신 건강에 안 좋다고 한다. 또한 쌀은 땅속에 있는 '비소'라는 중금속을 많이 흡수하는 식물이며 비소를 다른 곡물에 비해서 많이 함유하고 있다고 한다. 비소는 또한 옛날에 임금에게 대죄를 지은 신하나 역적에게 내린, 사형 때 사용된 독약의 주요한 성분이었다.

무릎이 안 좋거나 정신적으로 우울함을 자주 느낄 때 곡물을 줄이고, 끊고, 멀리해보면 해안가 도로의 안개가 걷히듯 불편한 무릎과 우울한 감정이 개운해짐을 금방 느낄 수 있다. 특히 안색이 어둡다는 말을 많이 듣는다면 곡물을 1주일 정도 끊어보자.

한번은 산에서 등산을 자주 하는, 안색이 많이 어두운 분과 대화를 나눈 적이 있다.

먼저 필자가 이렇게 물었다. "등산을 자주 하세요?"
등산객이 답했다. "무릎이 안 좋아서 자주는 못 다녀요."
"무릎이 안 좋으시면 밀가루 음식을 끊어보시죠?"
"('밀가루 음식을 좋아하는지 어떻게 알았지?' 하는 난처한 표정으로) 그 좋은 것을 어떻게 끊어요."
"그러게요. 무릎이 아프냐, 안 아프냐의 문제죠. 끊기 힘드시면 한번

절대 후회하지 않는 신(新) 유목민 다이어트

줄여보세요."

이렇게 말씀드리고 건강에 대해 미주알고주알 이야기하였다. 한 2주쯤 지났을 때 산에서 다시 만나게 되었다. 안색이 밝은 분께서 먼저 필자를 알아보시길래, 누구신지 여쭈었더니 저번에 만났던 이야기를 해주셨다. 그동안 그분의 안색이 밝아져 알아보지 못했지만 전에 밀가루를 끊어보라고 했던 기억이 어렴풋이 났다. 어둡고 우울한 안색이 봄에 핀 개나리처럼 화사한 얼굴과 환한 미소가 된 것을 보고 깜짝 놀라 "무릎은 어떠세요?" 하고 여쭈었더니 "밀가루 때문이었나요! 많이 좋아졌어요" 하며 활짝 웃는 모습에 기분이 엄청 뿌듯하였다.

우리 몸과 마음이 찌뿌둥하고 안 좋을 때는 2~3일 전에 어떤 음식들을 먹었는지 살펴보면 그 원인의 실마리를 찾게 된다. 어떤 분들은 "밥 없이는 하루도 못 살겠다"라는 분들도 있는데, 이런 분들은 식사 때 **천연 발효 식초**를 자주 섭취하면 쌀 같은 곡물의 유해한 성분을 몸에서 빼준다고 한다.

천연 발효 식초는 밀가루의 글루텐처럼 우리 장에 붙어 영양 흡수를 방해하는 유해한 성분을 없애주는데, 단 주의할 것은 3년 이상 발효된 천연 발효 식초여야 좋다고 한다.

이러한 효능을 갖고 있는 천연 발효 음식에 관심을 갖게 된 것은, 시민운동단체인 'GMO 없는 바른 먹거리 국민운동본부'에서 활동할 때부터였다. 이때부터 발효 음식에 대해 관심을 갖게 되었다.

우리가 익히 알고 있는 것과 다르게, 유제품에 대한 여러 진실이 알려지면서 시중에서 판매되는 가공된 발효 유제품 대신 천연 발효 식초로 장 내 건강을 향상시켜도 좋겠다는 생각이 들었다. 그래서 서울 강남의 역삼동에 위치한 유기농 문화센터에서 알게 된 10년산 감식초를 구해 채소, 과일 등을 찍어 섭취하고, 물에 타서 음료수처럼 마시고 난 후 몸의 변화를 느껴보기도 하였다. 전에는 소변을 봐도 시원하게 느낀 적이 없었는데, 식초를 본격적으로 섭취한 후 소변이 시원하게 배출되었다.

친지 중에 소변을 봐도 시원치 않고 속이 더부룩한 분이 계셨는데, 이분도 천연 발효 식초를 드시면 효험이 있겠다는 생각이 들었다. 식초의 시큼한 맛 때문에 드시기 어려울 것 같아 일반 식초에 비해 달콤한 제주 귤 천연 발효 식초를 드셔보라고 그분께 권유해드린 적이 있다. 복용 후 그동안 더부룩했던 속이 편해지고 시원치 않은 소변을 시원하게 잘 보시고 혈당도 오르지 않아 엄청 좋아하셨다. 근검절약이 몸에 배신 분이어서 식초 가격이 시중에 판매되는 일반 식초보다 비싸서 놀라셨다.

속이 더부룩하고 컨디션이 안 좋고, 피로할 때 천연 발효 식초를 강추한다.

절대 후회하지 않는 신(新) 유목민 다이어트

05

친환경, 유기농, 무농약은
그 말이 그 말 같지만 다르다

보이지 않는 커다란 검은 손의 작용, 즉 이익만을 추구하는 경제의 법칙에 의해 진실도 아니고 그렇다고 거짓도 아닌 교묘한 행위에 넘어가 한 캔도 마시기 힘들었던 탄산음료인 콜라의 섭취량이 조금씩 늘어나면서 어느새 1.5L를 마셔도 갈증이 해소되지 않게 되었다.

탄산음료 콜라를 끊기 위해 식단을 관리, 통제하고 난 후 빠지지 않던 몸무게가 점점 줄어들기 시작했다. 운동을 해서 살이 조금 빠지는 것하고는 아주 색다른 느낌이었다.

체중 관리와 건강관리는 운동보다는 **식이요법**이 최고라는 것을 온몸으로 체험하게 되었다. 전에는 거의 전무했던 먹거리에 대한 지식, 호기심, 관심이 날로 늘어나 건강과 먹거리, 다이어트에 관한 도서들을 닥치는 대로 읽어보게 되었다.

책에서 얻은 지식들은 우리 건강에 바로 도움이 될 수 있어 머리에 쏙쏙 들어오고, 일부 내용들은 바로 실행하여 몸과 마음의 변화를 바로 알 수 있게 되었는데, 하루가 빠듯한 생활에 짬짬이 시간을 내어 책 읽는 즐거움을 맘껏 누릴 수 있었다.

건강 및 다이어트 관련 도서들에서 공통적으로 강조하는 것은, **친환경 식재료**를 섭취하라는 것이다. 친환경 농작물과 일반 농작물을 비교해보면, 친환경 농작물이 일반 농작물에 비해 모양도 못생기고, 가격도 30% 이상 높아 친환경 농작물 구입에 지갑을 열기가 쉽지 않다.

처음에는 일반 과일이 친환경 과일에 비해 더 맛있다고 느꼈는데, 갈수록 친환경 과일이 일반 과일에 비해 입안에서 느끼는 자극이 덜하고 몸과 정신에 좋음을 느낄 수 있었다. 채소는 친환경 채소를 섭취할 때 일반 채소와 확실한 차이를 느낄 수 있었다.

이러한 차이에도 불구하고 일반 농작물은 친환경 농작물보다 보기도 좋고, 구입하기도 편리하고, 가격이 저렴하기 때문에 막연하게 건강에 좋다는 이유로 비싸고 구입하기도 불편한 친환경 과일과 채소에 지갑을 열기가 쉽지는 않다.

식단을 바꾼 지 약 2년이 지나 서울시청 별관 대회의실에서 사회운동단체 'GMO 없는 바른 먹거리 국민운동본부'에서 주최한 '대한민국 식품안전 관리체계 개혁 방안' 정책 포럼에 참가하게 되었다.

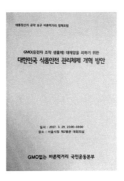

대한민국 식품안전 관리체계 개혁 방안 정책포럼 자료집

친환경 농사를 짓는 농민의 발표 내용 중에 필자의 눈을 반짝이게 하는 것이 있었다.

화학비료를 사용하여 재배한 채소는 비료의 화학 성분이 채소에 흡수되어, 사람이 섭취하면 인체에도 그 성분이 그대로 흡수되어 몸에 염증을 일으킬 수 있다.

즉, 화학비료와 농약으로 재배한 채소를 섭취하면 염증을 일으킬 수 있으며 건강에도 좋지 않고 많은 다이어터의 식단 관리를 어렵게 한다는 것이다. 이는 친환경 농작물을 적극적으로 식단에 포함시키는 계기가 되었다. 그날 이후로 가급적이면 친환경 식재료를 섭취하려고 노력 중이며, 많은 다이어터와 건강관리를 하는 많은 분들께 강력히 권유해 드리고 있다.

『수신오도』(사유수, 2015)의 저자 적광 스님은 다음과 같이 말씀하셨다.

염증은 번뇌를 일으키는 원인이다.

필자의 체험과 지식을 종합해볼 때, 다이어트를 어렵게 하는 원인은 바로 번뇌의 근원이 되는 염증이다.

즉, 염증은 번뇌의 시작이며 번뇌는 우리가 통제할 수 없는 감정과 생각을 일으키고 이로 인하여 뇌가 활발히 움직여 당의 소모로 이어지고 당이 부족해져 단 음식에 대한 갈망이 일어난다. 그 갈망은 여러 집착을 일으켜 결국에는 지쳐 있는 뇌의 피로를 빨리 풀기 위해, 다른 말로 표현하면 부족해진 에너지를 빨리 보충하기 위해 당 지수가 높아 흡수가 빠른 음식을 찾게 된다. 그러한 음식들을 과식, 폭식하게 되는데 엄밀히 말하면 폭당을 하게 되는 것이다. 이것은 몸에 염증을 일으키고 이 염증들은 요요현상을 일으키는 근본적인 원인이다.

번뇌와 요요현상의 주범인 염증을 제거하는 가장 좋은 방법은 **항산화 및 항염증 성분**이 많은 신선한 채소와 과일을 섭취하는 것이다. 채소와 과일도 가급적이면 친환경 식재료를 섭취하면 좋다.

친환경 식재료를 구입하다 보면 포장된 농작물의 재배 상태를 알려주는 여러 인증 마크를 볼 수 있다. 마트에서 판매되는 농작물 과일, 채소 포장지에 붙어 있는 친환경, 유기농, 무농약, 저탄소라고 표시된 마크들이 너무 많아 초록색만 붙어 있으면 모두 친환경 농작물인 줄 알았는데, 많은 차이가 있었다. 이에 대해 정확히 알지 못하면 식재료 구입 시 매번 혼란을 겪을 수 있다. 그러나 다음 두 가지만 확실히 알면 된다.

복잡해 보이는 이러한 것을 간단히 정리하면 다음과 같다.

대표적인 **친환경 농작물** 구분은 **유기농**과 **무농약**이 있다. 이외의 다른 초록색 마크는 쳐다보지 않아도 좋다.

우선 '유기농작물'은 농약과 화학비료를 사용치 않으며, '무농약작물'은 화학비료를 일반 농작물의 1/3 이하로 사용한다고 한다. 이 두 가지만 알고 있어도 식재료 구입 시 많은 도움이 된다. 그리고 있어 보인다! 여러분의 시각적 편의를 위해 도표로 정리해보았다.

친환경 농작물		
구분	유기농	무농약
마크	유기농 (ORGANIC) 농림축산식품부	무농약 (NON PESTICIDE) 농림축산식품부
농약	사용 안 함	사용 안 함
화학비료	사용 안 함	1/3 이하

친환경 농작물 구분

우리가 친환경 농작물을 구입하여 섭취하면 좋은 점이 또 있다. 친환경으로 농사짓는 분들의 한결같은 말은 "친환경으로 농사짓기 엄청 힘들다"라는 것이다. "힘들어서 농사도 많이 짓지 못하고 그러다 보니 수입도 적고, 고생은 고생대로 하고, 남는 것이 없다."

그럼에도 불구하고 친환경으로 농사짓는 이유에 대해 이렇게 말한다. "선조들이 대대로 물려준 이 땅과 자연을 오염시키지 않고, 사람이 건강하게 살 수 있는 곳으로 후손들에게 물려준다"라는 철학으로 농사를 짓는다고 한다.

친환경 농작물을 구입하여 섭취하면 도랑치고 가재 잡는 것처럼 건강도 좋아지고, 국토도 살리고, 지구 자연환경도 살리는 데 많은 도움이 되어 필자와 가족도 적극적으로 구매와 SNS 홍보 등을 통해 실천 중이다.

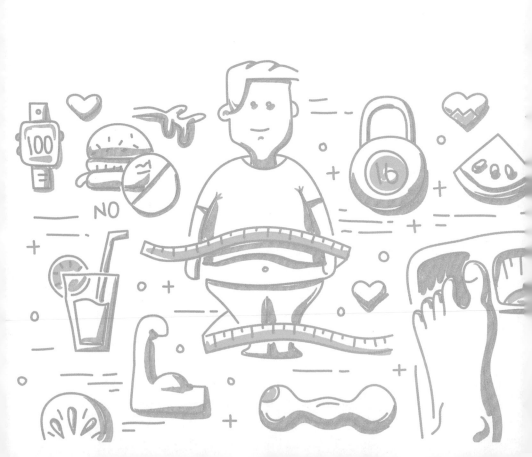

모든 고통은 음식에 대한
집착으로 인해 생긴다

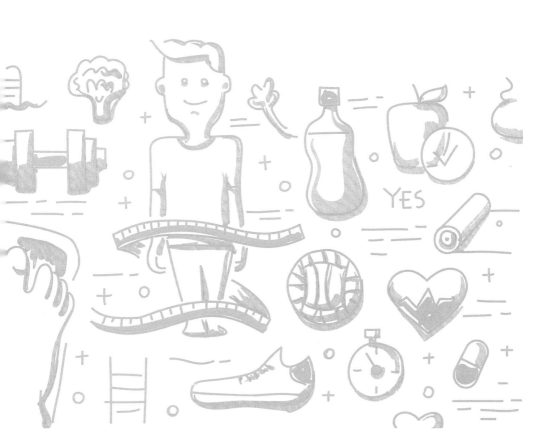

06

우울하고 불안하면 하루 이틀 전에
무얼 먹었는지 살펴보자

'그가 나를 사랑할까?'

'나보다 다른 누구를 사랑하는 것은 아닐까?'

'내가 그를 사랑하는 것보다 그가 나를 더 사랑할까?'

체코에서 태어나 영화로도 잘 알려진 프라하의 봄 민주화운동에 참여한 밀란 쿤데라의 저서 『참을 수 없는 존재의 가벼움』(민음사, 2009)에 연인의 마음을 알고 싶어 하는 여자의 복잡한 내면이 잘 묘사되어 있다.

필자 또한 '내가 좋아하는 그녀는 나를 좋아할까? 싫어할까?' 의문의 물음표가 부단히 머리에서 왔다갔다하여 잠을 설쳤던 기억이 있다.

'그녀의 마음을 어떻게 알 수 없을까?'

이러한 의문을 풀기 위해 프로이트의 『정신분석학 입문』을 밤늦도록 읽다가 꾸벅꾸벅 졸면서 침을 흘린 적도 있었다.

"여자의 마음은 알 수 없다"라고 한 프로이트의 말처럼, 내 마음조차

절대 후회하지 않는 신(新) 유목민 다이어트

여자의 마음같이 알기 어렵다는 생각이 든다. 시간이 흘러 이러한 탐구 열정의 대상이 여자 마음에서 우리 마음에 대해 알아보는 계기가 되었다.

"마음이란 무엇일까?"라는 의문을 풀기 위해 참선, 위빠사나 명상 등으로 세월의 시간을 낚으려 할 때, 우리가 일반적으로 가지고 있는 감정의 물결들이 식단 관리 및 통제를 하면서 거센 바람에 출렁이는 파도가 잠잠해지듯 감정의 기복이 조금씩 조금씩 줄어들기 시작했다.

날씨가 흐린 날 우울한 감정과 불안은 갑자기 밀려오는 짙은 안개 때문에 한 치 앞도 보이지 않아 꼼짝달싹 못하는 해변가 도로의 차와 같다. 현대 사회에서 더욱 예측할 수 없는 미래에 대한 불안과 그에 따른 공포감에 둘러싸여 있을 때 유일하게 할 수 있는 것은 아마도 절규하는 것이다. '영혼의 시 에드바르드 뭉크' 전시회에서 본 '절규' 그림이 그러한 현대인의 마음을 잘 표현했다.

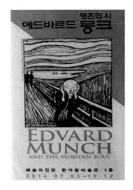

에드바르드 뭉크의 '절규'가 있는 전시회 안내장

또한 우울하고 침울한 현대 사회 속에서 희망을 찾으려는, 아니 어쩌면 그 우울함으로 위로받으려는 에바 헤세(Eva Hesse)[3]의 작품들을 접하면서 현재와 미래의 막연한 침울함 속에 자조적인 희망인 슬픈 감정에 움트는 기다림의 즐거움인 포근한 색이 추상적으로 승화되기도 한다.

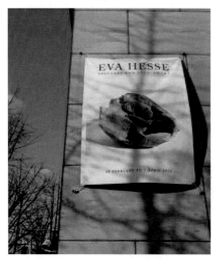

국제 갤러리 에바 헤세 전시회 플래카드

"순수하고 때론 고귀하다고 느껴지는 감정들, 이러한 것들이 진짜 내

---

3)　독일 태생의 미국 조각가. 1936년 독일 함부르크에서 유태인의 딸로 태어났다. 나치의 유태인 탄압에 의해 3세까지 독일을 피해 여러 곳에서 숨어지내다가 1939년 가족과 함께 뉴욕에 정착하였다. 헤세는 1945년 미국 시민권을 받게 되지만 전쟁과 부모의 이혼, 어머니의 자살 등 어린 시절에 겪은 힘든 사건으로 극심한 두려움과 불안이 내재하게 되었으며, 그것은 그의 작업에서 심리적인 대립의 양상으로 나타나게 되었다. 34세라는 짧은 생애 동안 포스트미니멀리즘(Post-minimalism)이라는 독창적인 작품 영역을 구축하였다. 부드러운 조각이라 일컬어지는 그의 작품은 재료의 부드러운 물성과 형태, 자연스러운 배열과 감각적인 공간 연출을 통해 은유와 심리적 암시를 던져준다(출처: 두산백과).

절대 후회하지 않는 신(新) 유목민 다이어트

가 느끼고 있는 감정일까? 그리고 그것을 느끼고 있는 나는 정말 '참나'인가?"라는 질문을 하게 되었다.

이러한 형이상학적 의문이 눈 녹듯이 풀리기 시작한 것은, 첨가물이 듬뿍 들어 있는 가공식품과 밀가루로 만든 음식, 밥 같은 탄수화물을 줄이고 나서부터 생기기 시작했다. 초조, 불안, 걱정, 근심, 공포, 통제되지 않는 기쁨 뒤에 따라오는 우울과 허무감 등 여러 불쾌한 감정들이 식단을 바꾸고 나서 언제 그랬냐는 듯이 바람과 함께 사라졌다.

우울한 기분을 자주 겪는 사람들에게 첨가물이 들어간 가공식품 제한과, 탄수화물 중 특히 곡물 제한은 아주 유효하다는 생각을 떨쳐 버릴 수가 없었다. 주변에서 우울해 보이는 사람을 만나면 조심스럽게 밀가루로 만든 음식인 면과 밥 같은 탄수화물 그리고 심신에 정말 안 좋은 가공식품들을 줄이고, 끊고, 멀리하라고 얘기해주곤 한다.

"첨가물이 듬뿍 들어 있는 가공식품과 곡물 같은 탄수화물은 우리 장에 나쁜 영향을 주어 우리 감정을 좌지우지하는 호르몬 분비에 문제를 일으켜 기분이 꿀꿀해지는 것이다."

불교 초기 경전인 『숫타니파타』(법정, 이레, 2006)에서는 다음과 같이 말한다.

모든 고통은 음식으로 인해 생긴다. 음식에 대한 집착을 남김없이 없애버리면 괴로움은 생기지 않는다.

우리는 하루에도 여러 가지 감정을 느끼며 살아간다. 비가 오면 센티멘털해지면서 생기는 우울감, 그리고 갑자기 떠오르는 미래에 대한 걱정이 점점 불안이 되고, 또는 좌절감이 생기기도 한다. 또한 지나간 과거에 대한 분노가 일어나기도 하고, 아직 일어나지도 않은 일에 대하여 근심과 걱정에 휩싸여 온종일 꼼짝달싹 못 하는 경우도 있다.

우리를 변화시킬 수 있는 것으로 기적 같은 사랑의 마음도 있고, 감사라는 고마운 마음 등 고귀한 감정들이 있다. 이러한 감정들에 우리는 본연의 '나'를, 시계추와 같이 왔다갔다하는 감정에 휩싸여 그 감정에 동일시되고 마침내 '참나'를 잃어버리면서, 나침반 없이 길 잃은 양처럼 여러 감정들의 미로 속에서 **고통**과 **가짜 즐거움**에 속아 **감정의 노예**가 되어 살아가게 된다는 것을 **먹지 말아야 할 음식**을 줄이고, 끊고, 멀리하면서 알게 되었다.

부정적 감정을 일으키는 번뇌의 근본적 원인은 염증이다. 여러 첨가물과 화학비료, 농약 등을 사용하여 대량 재배한 저질 농작물을 가공하여 만든, 당이 많고 당 지수가 높은 가공식품은 몸에 염증을 일으킬 수 있다.

우리 가족이 식단 관리, 통제 전에 주로 섭취한 음식을 나열하면 피자, 치킨, 맥주, 콜라, 과자 등 가공식품류이다. 다시 생각해보아도 아찔하다는 생각이 든다. 이 음식들의 공통점이라면 굉장히 단 음식이고, 당 지수가 높은 탄수화물 덩어리라는 것을 알 수 있다. 이 음식들에는 『이상한 나라의 앨리스』에 나오는 세상처럼 느껴지는, 듣도 보도 못한 식품첨가물들이 있다.

절대 후회하지 않는 신(新) 유목민 다이어트

『음식에 대한 모든 생각』(부키, 2020년)의 도움을 받아 여러분과 함께 잠깐 '이상한 나라'에 들어가 대량으로 만들어지는 빵의 재료와 첨가물을 살펴보자.

① 밀가루 ② 소금 ③ 물 ④ 이스트 ⑤ 비타민과 철분 ⑥ 콩기름 ⑦ 황산칼슘 ⑧ 모노글리세라이드와 디글리세라이트 ⑨ 액상과당(high fructose corn syrup) ⑩ 프로피온산 칼슘 ⑪ 대두 레시틴 ⑫ 스테아릴 젖산 나트륨 ⑬ 제1 인산칼슘 ⑭ 황산 암모늄 ⑮ 효소 ⑯ 아조디카본아미드 ⑰ DATEM(글리세린 주석산 지방산 에스테르) ⑱ 카라기난 ⑲ 젤라틴 ⑳ 과산화 벤조일 ㉑ 브롬산염이다.

이 내용에 대해 더 자세히 알고 싶은 분은 『음식에 대한 모든 생각』을 읽어보길 추천한다.

여기에 들어 있는 첨가물 중 6번째 콩기름과 11번째 대두 레시틴을 분석해보면, 이 두 첨가물에는 대량으로 재배되는 값싼 GMO(유전자변형작물) 콩이 사용될 수 있다. 그리고 시중에서 자주 접하는 9번째 액상과당에는 GMO(유전자변형작물) 옥수수가 사용될 수 있다는 것이다. 대체로 몸에 안 좋은 가공식품들을 세한하게 되면 헛살이 빠지고, 날씨가 흐리거나 너무 좋아도 생길 수 있는 우울한 감정들이 조금씩 아주 조금씩 약해지다가 자취를 감추게 된다. 정신적으로 느꼈던 인간 본연의 감정들이라고 생각했던 걱정, 불안, 분노, 공포, 통제 안 되는 기쁨, 환희 등에서 생기는 감정들의 기복들도 점차 조절이 가능한 단계까지 도달하게 된다.

이러한 체험을 하고 나서 2년이 지나 2016년 우연히 지하철을 타고 가는 중에 서울 지하철 공익광고를 보게 되었다. 광고 내용이 **'우울한 아내를 안아주세요'**였는데, 우리나라에 우울증으로 고생하는 분들이 많이 계시겠다는 생각이 들었다.

우울한 아내에게 사랑을 표현하는 것으로 아내에게 많은 위로와 응원을 주기도 할 것이다. 그러나 우울하고 불안한 감정이 생기는 원인이 장 건강 문제라면 사랑스런 연인과 아내를 안아주는 것이 근본적인 해결책이 되지는 않을 것이다.

우리 주변에 기분이 자주 우울하여 고생하시는 분들이 의외로 많다. 감정적으로 우울한 것을 정신적인 문제로 생각하고 주변에 이러한 사실을 숨겼는데, 요즘은 '장이 안 좋으면 우울한 기분이 생길 수 있다'라고 하는 내용의 책과 글들이 널리 알려지고, 우울증에 대한 사회적 인식이 뇌의 문제가 아닌 장의 문제로 점차 확대 인식되어 우울증에 대해서도 대체로 편안히 이야기할 수 있는 분위기다.

우리나라 우울증 상황은 어떨까? 건강보험심사평가원이 국회 보건복지위원회에 제출한 자료에 의하면 **2020년 상반기에 60만 명, 2019년 한 해 79만 명**이다. 여기서 주의할 점은 2020년 상반기, 즉 6개월간 60만 명은 전년도 반기 대비 큰 폭으로 증가한 수치이다. 이렇게 큰 수치로 증가한 이유에 대해 언론에서는 2019년 말에 발생한 코로나19로 사회적 거리 두기, 마스크 쓰기, 외부활동 자제, 비대면 접촉, 경제침체 등을 주요 원인으로 이야기하고 있다.

절대 후회하지 않는 신(新) 유목민 다이어트

반면 필자는 코로나19로 인한 배달음식 증가로 패스트푸드, 정크푸드 등과 같은 편리하고 몸에 안 좋은 가공식품 섭취가 큰 폭으로 늘어난 것이 우울증 환자 증가의 한 원인으로 강력히 추정한다. 건강보험평가원에서 국회에 제공한 '2013년~2018년 우울증 진료 현황' 표를 보면 지속적으로 우울증 환자가 늘어나는 것을 확인할 수 있다.

2013~2018년 우울증 진료현황 (단위: 명)

구분	2013년	2014년	2015년	2016년	2017년	2018년
전체	613,199	609,046	624,815	667,374	707,792	782,037
0_9세	1,074	958	877	1,036	1,156	1,204
10_19세	27,009	23,836	22,894	26,165	29,751	42,535
19세 이하	28,083	24,794	23,771	27,201	30,907	43,739
20_29세	50,948	49,848	53,077	64,497	76,246	98,434
30_39세	73,354	70,390	70,262	75,951	82,934	93,389
40_49세	92,538	89,632	90,164	93,369	98,291	105,884
50_59세	125,846	123,106	122,617	124,639	125,240	129,255
60_69세	107,616	108,803	114,034	122,420	127,419	133,712
70_79세	103,281	106,968	110,334	113,181	115,986	121,193
80세이상	31,533	35,505	40,556	46,116	50,769	56,431

2013년~2018년 우울증 진료 현황(출처: https://bit.ly/3Afv70i)

2018년 약 78만 명의 우울증 신료 현황을 보면 진료를 받지 않은 숨은 환자까지 추정하면 3~4배 정도 더 많을 것으로 추정된다.

정신 건강의 주요 영양소인 **칼슘**과 **마그네슘**은 첫째, 뼈를 튼튼하게 하고, 둘째, 정신 건강, 셋째, 다리의 근육 경련 등에도 좋다고 한다. 이러한 칼슘과 마그네슘은 밀가루가 들어간 음식과 가공식품, 그리고 밥 같은 곡물 섭취를 줄이고 끊고 멀리하면 우리 몸속의 유해한 성분을 여과할 때 필수 영양분인 칼슘 손실을 줄이고 장의 영양분 흡수를 향상시킨다.

또한 뼈에서 빠져나가는 칼슘 손실을 최소화하여 신체 건강과 마음 안정 등 정신 건강에 좋다고 한다. 반대로 칼슘이 부족하면 식욕이 증가하고 정크푸드에 대한 갈망이 높아질 수 있다고 한다. 정크푸드와 같은 나쁜 음식을 섭취하는 이유는 **칼슘 부족**일 가능성이 높다고 볼 수 있다.

첨가물이 들어 있는 가공식품을 끊고, 밀가루로 만든 음식과 밥 같은 곡물을 끊으라고 기회가 있을 때마다 SNS(약 38만 명 대상)에 올리면, 생각보다 많은 분들이 공감해주고 공유해주어 기쁘고 보람을 느낀다. 탄수화물, 즉 당이 많은 음식과 가공식품을 줄이고, 끊고, 멀리하면 언제 그런 불쾌한 감정이 있었는지 모를 정도로 사라진다.

지금 우울하고 불안하고 걱정이 생겼다면 하루 이틀 전에 어떤 음식을 섭취했는지 확인해보자. 무엇을 섭취했는지 확인해보면서 특히 주의 깊게 볼 점은 다음과 같다.

첫째, '가공식품 섭취 여부'이다. 공장에서 대량으로 만드는 중간 식재료로 많이 쓰이는 간장, 고추장, 된장 등이 들어간 음식을 섭취했는지도 살펴야 한다.

둘째, '음식점에서 섭취한 음식' 등을 주의 깊게 살핀다.

셋째, '탄수화물 밥(통곡물 포함하여), 빵, 면 같은 밀가루로 만든 음식' 등을 섭취했는지 확인한다.

불쾌한 감정이 생길 때 하루 또는 이틀 전에 무엇을 섭취했는지 곰곰이 생각하고 기록하면 반드시 한두 가지는 가공식품이 포함되어 있을 것이다.

우울한 기분으로 고생하는 분들께 이러한 것들을 알려 조금이나마 부정적인 감정에서 벗어나는 데 도움이 되기를 바라는 마음에 시민운동단체인 'GMO 없는 바른 먹거리 국민운동본부'에 뜻이 같은 형과 함께 가입하고, 집행위원을 거쳐 사무국장을 지내면서 국민들께 널리 알리는 활동을 하게 되었다.

참고로 우리나라는 GMO(유전자변형작물) 콩과 GMO(유전자변형작물) 옥수수를 수입한 후 전량 가공하여 전분과 당, 그리고 기름을 만든다.
이러한 원재료들이 가공식품을 만들 때 사용되는데, 이에 대한 문제의식을 갖고 있는 많은 국민들과 여러 시민단체들이 연대하여 2018년에 'GMO식품완전표시제'를 청와대에 청원하여 널리 알리기도 하였다. 청원 후 한 달 만에 안전하고 바른 먹거리를 원하는 21만이 넘는 많은 국민께서 참여하였음에도 불구하고 글로벌 다국적 기업들과 정치적 이해관계가 얽혀 'GMO식품완전표시제'는 아직 이루어지지 않고 있다.

우리 시대의 중요한 건강 먹거리 문제들은 오직 깨어 있는 시민들의 참여와 행동하는 단결된 힘으로 해결될 수 있을 것이다.

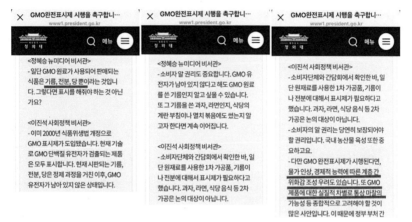

<정혜승 뉴미디어 비서관>
- 일단 GMO 원료가 사용되어 판매되는 식품은 기름, 전분, 당 뿐이라는 것입니다. 그렇다면 표시를 해줘야 하는 것 아닌가요?

<이진석 사회정책 비서관>
- 이미 2000년 식품위생법 개정으로 GMO 표시제가 도입됐습니다. 현재 기술로 GMO 단백질 유전자가 검출되는 제품은 모두 표시합니다. 현재 시판되는 기름, 전분, 당은 정제 과정을 거친 이후, GMO 유전자가 남아 있지 않은 상태입니다.

<정혜승 뉴미디어 비서관>
- 소비자 알 권리도 중요합니다. GMO 유전자가 남아 있지 않다고 해도 GMO 원료를 쓴 기름인지 알고 싶을 수 있습니다. 또 그 기름을 쓴 과자, 라면인지, 식당의 계란 부침이나 멸치 볶음에도 썼는지 알고자 한다면 계속 이어집니다.

<이진석 사회정책 비서관>
- 소비자단체와 간담회에서 확인한 바, 일단 원재료를 사용한 1차 가공품, 기름이나 전분에 대해서 표시제가 필요하다고 했습니다. 과자, 라면, 식당 음식 등 2차 가공은 논의 대상이 아닙니다.

<이진석 사회정책 비서관>
- 소비자단체와 간담회에서 확인한 바, 일단 원재료를 사용한 1차 가공품, 기름이나 전분에 대해서 표시제가 필요하다고 했습니다. 과자, 라면, 식당 음식 등 2차 가공은 논의 대상이 아닙니다.
- 소비자의 알 권리는 당연히 보장되어야 할 권리입니다. 국내 농산물 육성 또한 중요하고요.
- 다만 GMO 완전표시제가 시행된다면, 물가 인상, 경제적 능력에 따른 계층 간 위화감 조성 우려도 있습니다. 또 GMO 제품에 대한 실질적 차별로 통상 마찰 가능성 등 종합적으로 고려해야 할 것이 많은 사안입니다. 이 때문에 정부 부처 간

21만 인이 넘는 'GMO식품완전표시제' 청와대 청원에 대한 청와대의 답변

21만 인이 넘는 'GMO식품완전표시제' 청와대 청원에 대한 청와대의 답변을 자세히 살펴보면 첫째, 물가 인상, 둘째, 경제 능력에 따른 계층 간 위화감 조성 우려, 셋째, 통상 마찰 가능성 등에 대한 내용이 있다. 이런 이유로 GMO식품완전표시제는 이루어지지 않았다.

이러한 정부의 대응은 **소비자의 알 권리**와 인간 기본권인 **생명권, 행복추구권** 등 헌법에 대한 심각한 위협이라고 생각한다.

GMO 콩과 GMO 옥수수로 만들어지는 전분은 몸속에 들어가면 당으로 바뀌게 된다. 즉, 탄수화물과 같다고 보면 된다. 결국 수입되는 GMO는 가공되어 가공식품의 재료로 사용되고 있는 것이다.

참된 행복은 건전한 정신과 건강한 신체에서 비롯된다. 건전해지고 건강해지는 것은 가공식품을 줄이고, 끊고, 멀리하면서부터 시작된다.

절대 후회하지 않는 신(新) 유목민 다이어트

07

심신의 힐링이 필요할 때
저탄수화물 식단으로 바꿔보자

영성적, 정신적, 육체적, 사회적으로 피로할 때 조용히 자기만의 시간을 갖고 위로와 치유를 받고 싶을 때가 있다. 그리고 그러한 시간을 꼭 가질 필요가 있다고 생각한다.

많은 사람들이 여러 방법으로 힐링을 하지만 그때 그 순간뿐이고, 예전이나 지금이나 변화한 건 아무것도 없다는 것을 아는 순간 자괴감과 현실과의 타협으로 스스로 위로하기도 한다. 세상도 나도 변화없이 모두 그대로인 것을 깨닫는 순간 좌절감을 느끼곤 한다.

엄마가 어렸을 때 읽어보라고 사주신 『바보 이반』을 재미있게 읽었던 적이 있다. 『부활』, 『전쟁과 평화』, 『사람은 무엇으로 사는가』 등 책 제목만 보아도 누구의 작품인지 금방 알 수 있는, 러시아의 셰익스피어라고 불리는 대문호 톨스토이는 다음과 같이 말했다.

누구나 세상을 바꾸고 싶어 하지만 아무도 자신을 바꾸려 하지 않는다.

우리 자신을 바꿀 수 있는 가장 좋은 방법은 단연코 우리가 먹는 것을 바꾸는 것이다. 『당을 끊는 식사법』(솔트앤시드, 2014)에서는 다음과 같이 말한다.

당 끊기는 우울증의 어둠 속에서 빠져나오는 한 방법이다.

이처럼 제대로 된 힐링이 되려면 제대로 된 식단 관리가 필요하다. 식단 관리 없는 힐링은 앙금 빠진 찐빵이랄까?

날씨가 흐리거나 우중충해서 쓸쓸해지면 찾아오는 우울감에서부터, 막연하게 알 수 없는 걱정, 불안, 근심, 성급함, 짜증, 초조, 불만족, 분노 등의 상태를 겪으면서 여러 충동적인 행동이 발생되었던 경험이 있다. 불쾌하고 부정적이며 소모적인 이러한 감정들이 사람으로서 느끼는 본연의 일반적 감정이고 정신적, 사회적으로 성숙하게 성장하는 과정의 한 부분이라고 생각하여 자연스럽게 받아들이곤 했다.

불쾌한 감정들은 왜 생기는 것일까? 어떤 수행자들은 다음과 같이 말한다.

우리를 불쾌하게 만드는 그러한 여러 감정을 있는 그대로 받아들이고 가만히 놔두라.

우리는 식단을 혁신하면서 매일 **음식일지**를 쓰고 함께 **감정일기**도 작성하게 되었는데, 놀랍게도 섭취하는 음식과 감정이 밀접히 연결되어 있음을 알게 되었다.

기원전 그리스의 아르키메데스는 임금이 자기의 왕관이 순금으로 만들어졌는지 알려달라는 부탁을 받아 그 답을 찾기 위해 고심하였지만 해답을 얻지 못하고 있었다. 어느 날 문득 목욕탕에 들어가는 순간 물이 넘치는 것을 보고 임금의 왕관이 순금인지 아닌지 알 수 있는 방법을 찾게 되었을 때 "유레카", 즉 "알았다"라고 외쳤듯이, 우울, 불안, 분노 등등 불쾌한 감정이 일어나는 원인을 알게 되어 완전 유레카!

여러분들도 꼭 음식일지와 감정일기 쓰기를 강추한다.

필자가 사용했던 음식일지와 감정일기를 보면, 일반적으로 사용하는 공책에 줄을 그어서 한쪽 칸에는 섭취한 음식을 표시하고, 다른 한쪽 칸에는 하루하루 감정의 강도와 느낌을 기록하였다. 다른 칸에는 대변의 상태와 물의 섭취량을 표시했다.

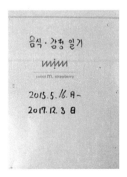

일기장 표제

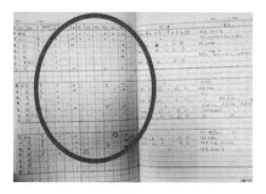

일기장 내용

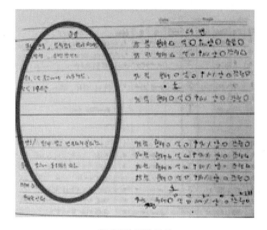

일기장의 감정 표시

　　우리가 섭취하는 음식과 감정을 기록하다 보면 음식이 감정을 일으키는 중요한 요인이라는 것을 알게 된다. 불쾌한 감정이 생겼을 때 하루 이틀 전에 무엇을 섭취했는지 살펴보면 몸에 안 좋고 불쾌한 감정을 일으킨 음식을 찾을 수 있다.

　　　　　　　　　　　　　　　　절대 후회하지 않는 신(新) 유목민 다이어트

19일 월요일		
1. 기본 체크	몸무게	60
	물 섭취량	2리터
	30번 씹기	노력
	22시 이후 금식	성공
2. 감정 체크	잡념	많음
	우울	약함
	긴장	조금
	평안	A+
	불안	없음
	질투	없음
	기분	평정
3. 대변 체크	형태	바나나
	색	갈색
	물에 뜨는 정도	70%
	양	많음
	감정	시원함
	점수	90
4. 음식	의심 가는 음식	외식 중 소스

음식일지, 감정일기 양식

우리에게 일어나는 여러 가지 감정들 중에 우울, 불안, 초조, 짜증, 분노 등을 일으키는 원인으로 몸속 염증을 생각하지 않을 수 없다. 염증은 지방에서부터 시작된다. 지방은 유해한 독소를 흡수하여 저장한다. 지방에서 나오는 유해한 독소물질이 우리 몸에 염증을 일으키고, 이 염증은 호르몬 분비를 교란시켜 불쾌하고 부정적이며 소모적인 감정을 만드는 근원이다.

체내에 지방이 쌓이는 것은 탄수화물 섭취와 관련이 있다. 탄수화물을 많이 섭취하면 일부는 에너지로 사용되고, 쓰고 남은 당은 지방으로 축적된다. 반대로 탄수화물 섭취를 제한하면, 특히 곡물 및 전분이 많은 뿌리채소(감자, 마) 등의 섭취를 줄이고 끊으면 우리 몸은 부족해진 당을 대신하여 지방을 에너지원으로 사용한다고 한다.

에베 코지의 『밥, 빵, 면 줄이고, 끊고, 멀리하라』(위즈덤하우스, 2013)에서 이러한 메커니즘을 잘 설명하고 있다.

> 인간이 살아가기 위해서는 반드시 에너지가 필요하다. 에너지원에는 다음 두 가지가 있다. 지방산-케톤체 시스템 포도당-글리코겐 시스템 우리는 친숙한 '포도당-글리코겐' 시스템을 주요 에너지원이라 여기기 쉬운데 사실 그렇지 않다.
>
> 일상생활의 주요 에너지원은 '지방산-케톤체' 시스템이다. 케톤체란 지방산의 대사 과정에서 만들어지는 물질로 매우 작게 분해되기 때문에 혈액과 뇌 조직 사이에 존재하는 '혈액 뇌관문'을 통과해 뇌에서 얼마든지 이용된다.
>
> 지방산 크기라면 혈액 뇌관문을 통과할 수 없지만 케톤체라면 통과할 수 있다. 흔히 '뇌는 포도당만을 에너지원으로 사용한다'라고 하는데 실제로는 포도당과 케톤체 두 가지를 에너지원으로 사용

절대 후회하지 않는 신(新) 유목민 다이어트

한다.[4]

몸과 마음에 만병을 일으키는 원인이 되고, 염증의 원인이 되는 비만의 주범인 지방을 태움으로써 자연스럽게 살이 빠지고 마음의 평화를 얻게 되는 것이다.

제대로 된 영적, 정신적, 육체적 힐링은 먼저 몸에 염증을 일으키는 탄수화물과 가공식품을 줄이고, 끊고, 멀리하고, 대신 신선한 친환경 유기농 과일과 채소를 적정량 꾸준히 섭취하다 보면 알게 모르게 불쾌한 감정들이 체중 감량한 것만큼 조금씩 조금씩 없어져 언제 그런 일이 있었는지 모르게 사라진다.

이런 메커니즘을 체험한 필자와 가족도 앞으로 불쾌한 감정들을 완전히 없애기 위해 지금도 식이요법과 명상(감정관찰)을 계속하고 있는 중이다.

---

4)   에베 코지, 밥, 빵, 면 줄이고 끊고 멀리하라, 위즈덤하우스, 2013, p. 50.

08

물을
많이 섭취하라는데

우리나라에는 잘 알려지지 않았지만 『절제의 성공학』(바람, 2013)에서 소개된 전설적인 일본 정치 사상가이자 운명학의 대가로 불리는 '미즈노 남보쿠'라는 사람이 있었다. 방탕한 생활로 곧 죽을 운명에서 드라마틱하게 운명 반전을 이룬 미즈노 남보쿠의 이야기를 잠깐 소개하면 아래와 같다.

미즈노 남보쿠는 어려서 부모를 잃고 술과 도박을 일삼으며 밥먹듯이 싸움질하다 감옥에 가게 되었다. 감옥에서 나오자마자 자신의 운명을 알고 싶어 관상가를 찾아가 알아보니 "1년 안에 칼에 맞아 죽을 것이니 출가하라"라는 말을 듣고, 절에 찾아가 출가를 청했다. 절 주지스님께서 "스님이 되는 것은 쉽지 않으니 밥 대신 콩을 주식으로 1년 동안 먹은 후 다시 오면 받아주겠다" 하여 그길로 미즈노 남보쿠는 밥 대신 콩을 1년간 섭취하였다.

그렇게 1년이 지난 후 미즈노 남보쿠는 스님이 되기 위해 절에 가던

절대 후회하지 않는 신(新) 유목민 다이어트

길에 자신의 관상을 봐준 관상가를 찾아갔다. 전에 관상을 봐준 관상가는 미즈노 남보쿠를 알아보고 깜짝 놀라며 "요절할 관상이 변했다"라고 하며 그사이 어떤 일이 있었는지 물어보았다.

미즈노 남보쿠는 출가 대신 사람들의 운명에 관한 공부를 하게 되었고, 일본 최고 관상학 대가로 추대받는 사상가가 되었다.

미즈노 남보쿠는 밥 대신 콩을 섭취했다고 한다. 여기서 콩을 어떻게 요리해서 먹었는지에 대한 사료는 찾기 어렵지만 추측건대 콩을 발효해서 만든 낫또였을 것이다. 운명의 대반전을 이룬 미즈노 남보쿠의 일대기를 간략히 정리하면 아래 표와 같다.

고아
⇩
술, 도박
⇩
싸움질
⇩
감옥, 투옥과 출옥
⇩
관상가 상담: 1년 안으로 칼 맞아 죽는다.
⇩
출가 결심: 밥 대신 콩 1년 섭취
⇩
실천
⇩
관상학의 대가

미즈노 남보쿠의 운명 순서도

'습관을 바꾸면 운명이 바뀐다'라는 말이 있다. 그만큼 습관 바꾸기가 쉽지 않다는 의미일 것이다. 더욱이 오랫동안 익숙해진 습관 중에서도 식습관은 더욱 그러한 것 같다.

그래서 만나는 분들께 "죽기살기로 해야 됩니다"라고 농담 반 진담 반 섞어서 얘기하곤 한다. 식단 하나 바꾸는 것을 죽기살기로 해야 하는지 해보지 않은 사람은 모르기 때문에 오히려 이렇게 말하는 우리 같은 사람을 신경과민 환자처럼 보는 사람도 있기 때문이다.

식단 관리와 건강관리에서 많이 들어본 말 중에 하나는 **"물을 많이 섭취하라!"**라는 것이다. **"물을 많이 마셔라!"**라는 말은 다이어트에서도 많이 듣는다.

또한 신문이나 TV 등 대중매체에서 자주 접하는 말이다. 방송에서 들은 대로 생각 없이 물을 마셔본 적도 있는데 여기서 말하는 **'많이'**라는 양이 어느 정도인지 기준이 없어 제대로 실행도 못 하고, 중간에 그만두었던 기억이 있다.

결론부터 말하면 **성인 기준 하루 2L 이상**을 마셔야 한다. 여기서 중요한 것은 **2L 이상**이다. 즉, 최소 2L를 섭취하라는 의미인 것이다.

한 번에 최대 500㎖를 마실 수 있으며, 물을 섭취할 때는 **'식사 30분 전'**과 **'식사 1시간 후'**에 섭취하면 좋다고 한다. 이러한 물 섭취량과 방법만 꾸준히 지켜도 몸이 상당히 좋아진다.

생맥주 500㎖는 원샷 하기가 식은 죽 먹기처럼 쉬웠는데, 물은 생맥

절대 후회하지 않는 신(新) 유목민 다이어트

주를 마시듯 원샷 하기가 결코 쉽지 않다.

처음에는 물을 250㎖ 컵으로 8잔 섭취해 총 섭취량 2L를 마셔본 적도 있었는데, 하루에 몇 잔 마셨는지 기록하는 게 힘들고 불편해서 한 번에 500㎖씩 마셨다.

한 번에 많은 물을 마셔본 것이 처음이라서 그런지 코에서 물이 나오기도 하였다. 그럼에도 불구하고 꾸준한 노력에 힘입어 하루 1L에서 1.5L를 넘어 2L까지 섭취하게 되었다.

식단 관리 전에는 주변에 생수를 가지고 다니면서 물 섭취하는 분들을 보면 저렇게까지 해야 되는지 생각했었는데, 식단 관리 후부터는 그런 분들에게 왠지 호감과 친근감을 넘어 존경심까지 생기게 되었다.

시중에 판매되고 있는 그 많은 물들 중에서 어떤 물을 섭취해야 좋을지 몰라 중간에 그만둔 적도 있다. 우리 가족은 집 근처 관리가 잘된 약수터에서 떠온 물을 주로 마시고 있다. 약수터에서 받아온 물을 펄펄 끓여 먹기 좋게 식힌 다음 섭취하는 일명 백비탕을『당을 끊는 식사법』(솔트앤시드, 2014)에서 알려준 대로 직접 만들어 섭취한다. 또한 펄펄 끓인 물은 당의 집착을 줄이는 데 좋고 이온화되어 몸에 좋다고 한다.『밥상 위의 한국사』(책이있는마을, 2017)에서는 조선시대의 선조 임금은 백 번 끓인 물을 '백비차'라고 하였는데 그 물이 몸에 흡수가 잘되어 백비차를 마셨다고 한다. 물을 끓여서 먹기도 힘든데 백 번씩이나 끓여서 섭취할 정도면 건강에 물이 정말 중요하다고 생각된다.

한번은 운동을 무리하게 한 적이 있었다. 그날 밤에 잠을 자는데 힘줄이 끊어질 듯한 근육경련이 발생하여 잠도 제대로 못 자고 엄청 고생한 적이 있었다. 칼슘 부족으로 근육경련이 발생할 수 있다고 하여, 운동 전후 생수 중에서도 칼슘 성분이 많은 에비앙(Evian)을 구입하여 섭취하였더니 근육경련의 고통이 많이 사라졌다.

칼슘 성분이 많은 에비앙(Evian) 외에 바른 먹거리 시민운동을 하면서 알게 된 오로지 선생님의 책 『백신주의보』(명지사, 2018)에서 알게 된 물과 효능을 소개하면 다음과 같다.

우리 몸속에 쌓인 중금속을 빼주는 규소가 함유된 물을 마시면 좋다.

『백신주의보』에서 소개한 **규소**가 함유된 여러 물 중에 '볼빅(Volvic)'과 '피지(FIJI)'를 머리털 나고 처음으로 섭취해보았다. 한편 『백신주의보』에서는 백신에 대해 다음과 같은 사실도 알리고 있다.

백신에는 알루미늄을 비롯하여 포름알데히드, 수은 등이 함유되어 있다고 한다.

알루미늄을 입으로 섭취할 경우 0.2%~1.5% 정도가 몸으로 흡수되고, 주사로 투입되는 백신에 함유된 알루미늄은 100%가 몸으로 흡수, 용해되어 제거가 어려워 자가면역 질환을 일으킬 수 있고 특히 뇌에 축적되면 자폐증, 치매의 원인이 될 수 있다고 한다.

몸에 과적되는 알루미늄을 낮출 수 있는 방법은 규소가 많이 함유된 미네랄 워터를 장기간 마시는 것이다. 심지어 하루에 1L의 미네랄 워터를 12주간 마신 15명의 치매 환자 중 최소한 3명은 치매 증상이 완화되었다는 증거도 제시되었다.[5]

우리가 GMO 농작물과 백신에 대해 다른 관점으로 접근하는 순간 우리는 행복과 건강의 문을 여는 열쇠를 갖는 것이다. 또한 근원적인 제도적 모순을 혁파할 수도 있다.

오로지 선생님의 저서 『백신주의보』(명지사, 2018)와 안드레이스 모리츠 박사의 베스트셀러인 『의사들도 모르는 기적의 간청소』(에디터, 2015)에서 언급한 백신에 대한 글을 읽어보면 우리가 가지고 있는 고정 관념을 바꿀 수 있는 실마리를 얻어 건강과 행복에 대한 근원적인 패러다임을 전환할 수 있어 여러분에게 강추한다.

우리가 규소가 많은 물(Volvic)을 섭취하게 된 또 다른 이유는 미세먼지 오염이 갈수록 심해지기 때문이다. 황사가 심한 날에 우리 건강을 위협하는 공기 중 미세먼지에는 건강에 해로운 중금속이 들어 있다.

식단 관리 전에는 미세먼지에 삼겹살이 좋다고 하여 섭취하였다. 미세먼지가 심한 날에는 지금도 음식점마다 삼겹살 굽는 냄새가 진동한다.

건강에 관심 많은 지인과 미세먼지의 중금속에 대해서 얘기를 나누

---

5)   오로지, 백신주의보, 명지사, 2018, pp. 22, 186(참고: 2022년부터 『백신주의보』는 '눈솔시나브로'에서 출판되고 있음).

면서 규소가 많은 물에 대해 얘기를 나누었다. "미세먼지에 중금속이 많으니까 규소가 함유된 물을 섭취하면 미세먼지에 들어 있는 중금속을 배출해주어 좋겠다"라는 지인의 번뜩이는 말에 따라 미세먼지 농도가 높은 날엔 볼빅(Volvic)과 피지(FIJI) 등 생수를 구입하여 몇 달 동안 섭취하였다. 요즘도 미세먼지가 심할 때면 규소가 많이 함유된 물을 섭취하고있다.

이외에 물에 관하여 더 알게 된 사실은 우리 몸에 안 좋다고 알려진 불소가 없는 물이 있다는 것을 알게 되었다. 먹거리에 대한 관심이 많은 카카오톡 단체방에서 제주삼다수 물에는 불소가 없다고 알게 되어, 마트에 에비앙이나 볼빅이 없을 때는 주저 없이 불소가 없는 삼다수를 섭취한다.

식단 관리 및 통제 후 예전보다 단백질을 많이 섭취하게 되었다. 많은 단백질 섭취는 몸의 산성도를 높여 신장에 부담을 준다고 한다. 그러므로 몸의 산성도를 낮추기 위해 강알칼리성 과일인 레몬으로 레몬수를 만들어 섭취하면 좋다. 지금도 단백질을 섭취하면 알칼리성 과일과 채소를 섭취하고 레몬수를 만들어 마신다.

언제 마셔도 시큼한 비타민의 황제 레몬이 들어가는 초간단 레몬수 만드는 방법은 첫째, 물을 펄펄 끓인 다음, 둘째, 물의 온도가 섭씨 60도 이하일 때, 셋째, 레몬 1/2개를 500㎖에 넣어 마신다. 이렇게 레몬수를 만들면 레몬에 들어 있는 비타민도 잘 섭취할 수 있다고 한다.

그 물이 그 물 같았던 물들의 미세한 차이가 전신의 오장육부에 미치는 영향을 알게 되는 기쁨과 즐거움, 그리고 그때그때 상황에 따라 취사선택해서 섭취하는 색다른 즐거움까지 맛볼 수 있다.

09

소리 없이 일어나는,
합리적이다 못해 리얼한 마음의 기만들

전 세계에서 가장 영향력 있고, 가장 많이 읽힌 책이며 오랫동안 꾸준히 베스트셀러인 성경에서는 다음과 같이 말하고 있다.

> 분노에 더딘 이는 용사보다 낫고 자신을 다스리는 이는 성을 정복한 자보다 낫다(가톨릭 성경 잠언 16장 32절).

자신의 마음을 다스리는 게 결코 쉽지 않다는 것을 알 수 있게 해주는 금언이다. 자신의 마음을 다스리는 것만큼 어려운 것으로 둘째가라면 서러워할 수 있는 것은 음식 통제일 것이다.

처음에는 콜라 한 캔도 마시지 못했는데, 조금씩 아주 조금씩 늘어나 어느새 1.5L 페트병 한 병을 모두 마셔도 갈증이 해소되지 않아 더 먹고, 더 먹고 싶어졌다. 그러다 갑자기 '이러다 혹시 어떻게 되는 것 아닐까?'라는 두려움이 밀려왔다.

이런 두려움과 불안으로 가득한 머리에 무언가 섬뜩하게 파란 섬광처럼 번쩍였다. 그것은 '별 대수롭지 않게 생각하였던 **중독**이라는 것이 이런 것이구나!'라는 생각이었다.

　그때부터 우리는 중독과 관련된 책들을 알아보고 찾던 중에, 운 좋게 음식중독에 관한 책을 보게 되었다. 중독으로 인하여 음식의 절제가 안 되는 이유는 개인의 의지력 문제가 아니라 특정 음식에 중독되어 음식 절제가 안 되는 것이라고 한다. 즉, 음식중독으로 폭식증이 일어나 체중 관리에 실패하고 정서적으로 황폐해지기도 하는데, 음식중독으로 고생하는 사람들의 체험과 그에 대한 해결 방법인 식단 관리에 대해 알려주며 어렸을 때 좋은 건강을 유지하다가 나쁜 식생활로 인해 음식중독과 함께 생긴 폭식증으로 정신 건강과 육체 건강이 나빠져 실의에 빠진 사람들이 그 원인을 찾아 해결 후 전과 다르게 활기찬 삶을 살아가는 내용이다.

　우리가 특정한 무엇에 중독되었다면 거기에서 벗어나기가 결코 쉽지 않다. 중독의 심각성을 세세히 알려주는 『도파민형 인간』(쌤앤파커스, 2019)에서 나오는 다음 글을 읽어보자.

> 재활 중인 중독자가 실패하는 가장 큰 이유는 때때로 참을 수 없이 엄청난 갈증이 솟구치기 때문이다. 인지행동요법을 진행하는 상담사는 환자들에게 갈증을 불러일으키는 신호가 따로 있다고 가르친다. 중독의 소재인 약물과 알코올은 당연하고 사람, 장소, 사물 등등 중독의 소재를 상기시키는 모든 것이 신호가 될 수 있다. 이런 신호들은 예상치 못한 곳에서 갑자기 튀어나와 중독의 소재를 상기시키고

보상예측오류를 일으킨다.[6]

『도파민형 인간』에 나온 글처럼 중독에서 벗어나기가 쉽지 않은 이유 중에 하나는 '우리가 중독되었다는 것'을 우리 스스로 모른다는 것이다. 필자도 밀가루 음식이나, 탄산음료 등 가공식품 중독에서 벗어나 한참 시간이 지난 후에 비로소 그 당시 음식에 중독되었다는 것을 알게 되었다. 대체로 과체중 이상이면 음식중독 진행 중이라고 생각하고 적극적으로 대처해야 한다.

2014년 당시 필자는 키 180㎝에 체중 85㎏으로 비만을 향해 가고 있었고, 형은 키 177㎝에 체중 100㎏으로 초고도비만 상태였다. 필자를 비롯하여 가족들 건강이 앞으로 어떻게 전개될지 모르겠다는 생각이 들었다.

우리 가족들이 음식중독에서 벗어나는 데 많은 도움을 준 케이 쉐퍼드의 『음식중독』(사이몬북스, 2013)에서 알려준 대로 할 수 있는 것부터 식단을 바꾸어나갔다. 첫째, 가공식품(콜라, 치킨, 피자 등) 일체를 끊고, 둘째, 탄수화물(밥, 빵, 면) 등 곡물을 확 줄이고, 대신 단백질을 보충하기 위해 삶은 닭가슴살과 삶은 메주콩을 섭취하였으며, 셋째, 신선한 과일과 채소를 섭취하였다.

고공을 향하던 몸무게에 식단 관리 및 통제 후 변화가 일어났다. 매

---

6)   대니얼 Z. 리버만, 마이클 E. 롱, 천재인가 미치광이인가 도파민형 인간, 쌤앤파커스, 2019, p. 178.

달 많게는 4~5kg, 적게는 2~3kg씩 체중이 빠지기 시작했다. 식단 관리 중에 **체중일기**를 꾸준히 쓰면서 우리가 발견하게 된 중요한 점은, 독성 물질이라고 부르는 가공식품에 들어가는 각종 **식재료 및 첨가물**이 건강에 엄청 안 좋다는 것을 온몸으로 체험하고, 뼈저리게 느낀 것이다.

식단을 바꾼 지 약 21일 지났을 때쯤, 연말 분위기가 시작되는 11월 말과 12월 초 사이였다. 날씨도 싸늘해지고 마음도 약간 센티해져 전에 자주 즐겨 먹던 치킨과 콜라에 대한 생각이 불현듯 떠올랐다. '몸도 많이 좋아졌는데 이번 한 번만 먹어보자' 하는 마음이 생겼다.

식단 관리 중 **먹지 말아야 할 음식**인 치킨을 먹고 싶은 마음을 합리화하려고 민주적 절차에 따라 가족의 동의를 얻어보니 모두 치킨 먹는데 대찬성이었다. 필자도 당연히 "콜, 콜, 콜" 하고 나서 그동안 식단 통제로 먹지 못한 치킨과 콜라를 다시 먹을 생각을 하니 즐거웠다. 바로 그 순간, 중독에 관한 책에서 강조하는 중독현상이 재발하는 과정과 이유가 떠올랐다.

말로만 듣던 중독이 다시 우리 가족 바로 앞에서 일어나고 있는 것을 생각하니 먹는 즐거움의 상상은 사라지고, 그동안 식단 관리 후 좋아졌던 건전한 정신과 강건한 육체가 예전처럼 통제 안 되고, 우울하고, 불행한 뚱뚱한 몸으로 돌아간다는 생각에 눈가에 눈물이 고였다.

이러면 안 되겠다 생각하고, 치킨과 콜라를 먹지 않는 것이 최선의 방법이지만, 오랜만에 먹자고 해놓고 갑자기 먹지 말자고 약속을 취소하긴 어려웠다. 일단 입에서 나온 약속을 지키지 못했을 때 실망한 가족 얼굴이 떠올랐다.

차선의 방법으로 '먹기는 먹는데 최악은 면해야겠다'라는 생각으로,

예전에 자주 섭취하던 K업체의 '한통 치킨 한 마리' 대신 '닭가슴살 치킨'으로 주문하였고, 치킨과 함께 섭취하던 콜라 대신 집 냉장고에 항상 비치해놓은 양배추로 대체하였다. 일단 최선은 아니었지만 최악은 면해서 마음은 편했다.

간만에 치킨을 먹어서인지, 아니면 그동안 식단 관리를 잘했는지, 입이 상당히 민감해져 치킨이 짜고 매워 혀가 얼얼하게 자극되어서 평상시에는 한 줌 먹기도 힘든 큰 양배추를 콜라 대신 반 통이나 가뿐히 먹어치웠다.

사례에서 알 수 있듯이 식단을 바꾸고 나서 발생하는 마음의 기만은 다양하게 나타난다. 평상시에는 머리와 가슴에 와닿지 않는, 신약성경에 나오는 **'너희는 항상 깨어 있어라!'**라는 구절이 마음에 쫘악 달라붙었다.

식단을 바꾸라고 지인들께 권유하면서 늘 하는 말은, **"죽기살기로 해야 된다"**이다. 이렇게 강조하는 이유는 언제, 어디서, 어떻게 마음의 기만이 일어날지 알 수 없기 때문이다.

다이어트 중 요요를 일으키기 때문에 조심해야 할 대표적인 음식은 첫째, 사적 모임인 대학교 개강, 종강 파티와 친구들과의 만남 자리, 연인과의 데이트, 사회생활에서 회식 자리, 친척들 모임, 각종 동창회 모임, 경조사 등 사회생활에서 절대 빠질 수 없는 필수 음식 **술**(막걸리, 소주, 맥주, 와인, 각종 양주 등등)이며, 둘째, 음식점에서 사용되는 **중간 식재료**이다. 식당 등에서 사용되는 식재료 중에는 공장에서 각종 첨가

절대 후회하지 않는 신(新) 유목민 다이어트

물과 유해한 저가 식재료로 만들어진 된장, 간장, 기름 등 가공된 식재료를 사용하고 있는 것이 현실이다.

여러 사람과 함께하는 식사 자리에서 공장에서 만들어진 가공된 식재료가 들어간 '음식을 먹느냐, 안 먹느냐!'라는 생각에 여러 가지 마음의 번뇌가 물결친다.

이때 단호하게 '술을 끊고, 화학 첨가물과 유해한 값싼 식재료로 만든 일체의 가공식품을 섭취하지 않고 음식중독에서 벗어나야 한다!'라는 것을 마음에 새기고, 여러 사람과 함께하는 자리에는 미리 과일이나 먹거리를 준비하여 음식중독을 일으킬 수 있는 유해한 식재료로 만든 가공식품과 첨가물이 들어간 음식과 술 등을 멀리할 수 있었다.

유별난 것처럼 보이는 행위로 인해 주변의 뜨거운 눈총이 느껴지면, **"다이어트 중이다"**라고 말하면서 그런 상황을 벗어나기도 했다. 그러나 이러한 것도 한두 번이지, 결코 쉽지 않은 일이다.

유명한 극작가인 조지 버나드 쇼는 다음과 같이 말한다.

이성적인 사람은 세상에 적응한다. 하지만 비이성적인 사람은 고집스럽게 세상을 자신에게 적응시키려 한다. 그래서 모든 진보는 비이성적인 사람의 손에 달려 있다.

음식을 함께 나누면서 자연스럽게 이루어지는 서로 간의 동질감과 유대감 등의 편안함과 안정감에서 벗어나 조지 버나드 쇼가 말한 것처럼 비이성적인 사람처럼 행동하기란 결코 쉽지 않다. 프로이트, 칼 융과 함께 심리학의 3대 거장으로 불리는 알프레드 아들러의 심리학을 일본의 철학자 기시미 이치로와 작가 고가 후미타케의 손을 거쳐 펴낸 『미움받을 용기』(인플루엔셜, 2014)에서 귀담아 들으면 좋은 글을 소개하고자 한다.

아들러의 심리학에서는 과거의 '원인'이 아니라 현재의 '목적'을 본다네. 즉 '불안해서 밖으로 나오지 못하는 것'이 아닐세. 거꾸로 '밖으로 나오지 못하니까 불안한 감정을 지어내는 것'이라고 생각하네. 즉 '바깥에 나갈 수 없다'라는 목적이 먼저고, 그 목적을 달성하는 수단으로 불안과 공포 같은 감정을 지어내는 거지. 아들러의 심리학에서는 이것을 목적론이라고 한다네.

『미움받을 용기』에서는 "모든 고민은 인간관계에서 비롯된다"라고 한다. 우리의 정체성과 유대감을 통해 안정감을 가져다주는 인간관계에서 일반 사람과 다르게 식단 관리를 할 때 **죽기살기로 하지 않으면 안된다**라고 말하면 너무 거친 표현처럼 느껴질 수 있다. 이것을 조지 버나드 쇼의 말과 책 제목 『미움받을 용기』를 조합하여 보기에도 좋고 부드럽게 표현하면 다음과 같을 것이다.

우리는 식단 관리를 미움받을 용기가 있는 비이성적인 사람처럼 죽기살기로 하여야 한다.

절대 후회하지 않는 신(新) 유목민 다이어트

사람들에게 각종 술을 먹지 말라는 것은 사회생활을 하지 말라는 것과 같은 것이다. 우리 가족 또한 술을 좋아했고, 많이 마신 적이 있었다. 지금 생각해보면 술을 좋아한 게 아니라, 알코올 중독으로 점차 진행 중이었다고 생각한다.

식단 관리 이전에 병원에서 건강검진을 받을 때, 담당 의사와 건강에 대해 이야기를 나누면서 술 얘기가 나왔다. 담당 의사는 **"1주일에 1번 이상 술을 마시면 엄밀히 말해 술 중독입니다"**라고 했다. 그 당시 술자리가 1주일에 2~3번 있어 술을 먹었던 때라 큰소리로, "그러면 어떻게 사회생활을 합니까?"라고 반문했더니, 담당 의사는 가벼운 표정을 지으며 "그렇다는 얘기죠" 하면서 말끝을 흐려 어색한 그 대화를 비켜갔던 기억이 난다.

그때 흘려들었던 "1주일에 1번 이상 술을 마시면 엄밀히 말해서 술 중독"이라는 담당 의사 말씀을 식단 관리 이후 다시 곱씹어본다. 술 중독은 다른 말로 알코올 중독이다. 『도파민형 인간』에 나오는, 중독에 관한 아래의 글을 보면 생각할수록 끔찍하고 소름이 끼친다.

중독은 DNA까지 변화시킨다. 중독은 다른 정신질환이 명함도 못 내밀 정도로 치료가 어렵다. 완치가 어려운 탓에 의사와 환자들은 술과 같은 중독성 물질을 종종 '적'으로 묘사하곤 한다. 중독이 이렇게까지 힘을 키운 비결은 누구도 예상 못하는 것을 기폭제로 삼았기 때문이다. 야외 파티에서 친구들과 찍은 사진, 좋아하는 맥주잔, 병따개는 기본이고 심지어 레몬을 자르는 데 쓰는 부엌칼도 기폭제가 될 수 있다. 공통점은 하나같이 매우 사소하다는 것이다. 본인조차도 인식하지 못할 정도로 말이다.[7]

건강관리와 다이어트에서 처음으로 하는 말은 **'술을 끊어라'**이다. 술이 건강에 안 좋다고 하고, 간혹 한두 잔은 건강에 좋다고 하는데, 필자와 가족은 한두 잔도 해로우니 지금 바로 끊으라고 말한다.

우리가 생각하는 것보다 술 끊기가 보통 어려운 것이 아닌데, 필자와 가족은 불교 조계종에서 편찬한 『참선교육』(대한불교조계종수선회, 1997)에 술 끊는 방법이 있어 그 방법대로 성실히 실천하여 술을 끊게 되었다. 술 끊는 방법을 여러분과 함께 공유하고자 한다.

술을 끊는 방법은 5개월 동안 일체 술을 입에 대지 않는 것이다. 그러면 몸속에 술 세포가 죽어 술을 끊을 수 있다.

필자도 마음을 굳게 다짐하고 나서, 『참선교육』에서 알려주는 술 끊는 방법대로 5개월 동안 일체 술을 입에 대지 않았다. 희한한 것은 술을 끊고 3개월이 지나 100일이 가까워질 때쯤이다. 우리가 생각하기에 우리나라 관습에 의하면 반드시 술을 먹어야만 하는 자리가 생겼다.

역시나 자리가 자리인만큼 여러 사람들의 술 권유가 이어지고, 다양한 방법으로 술의 유혹이 있었지만 극구 사양하여 간신히 5개월 동안 술을 끊게 되었다. 그 이후에도 여러 상황이 있었지만 이겨낼 수 있었

---

7)   대니얼 Z. 리버만, 마이클 E. 롱, 천재인가 미치광이인가 도파민형 인간, 쌤앤파커스, 2019, p. 174.

절대 후회하지 않는 신(新) 유목민 다이어트

다. 이후로 술이 정말 안 좋다는 것을 알게 되니 자연스럽게 술을 끊게 되었다.

다시 한번 머리에 되새기자. **'우리는 식단 관리를 미움받을 용기가 있는 비이성적인 사람처럼 죽기살기로 해야 한다.'** 참고로 필자와 가족이 술을 끊는 데 많은 도움이 된 책을 한 권 더 소개해보면, 최초의 불교 경전이라고 불리는 『숫타니파타』에 나오는 글이다.

> 또 술을 마셔서는 안 된다. 이 가르침을 기뻐하는 재가 수행자는 남에게 술을 마시게 해도 안된다. 남이 술 마시는 것을 묵인해도 안된다.
>
> 술은 마침내 사람을 취하게 하고, 미치게 하는 것임을 알라. 그러나 어리석은 사람들은 취함으로써 나쁜 짓을 하고, 또한 남들로 하여금 게으르게 하고 나쁜 짓을 하게 한다.
>
> 이 불행의 원인을 회피하라. 그것은 사람을 취하게 하고 미치게 하며 어둡게 하는 것인데, 어리석은 사람들은 이를 즐기고 있다.

『숫타니파타』의 글을 보고 술자리에서 술을 권하지도 않고 따르지도 않았는데, 때로는 그런 행동이 어색해서 어쩔 수 없이 술을 따른 적도 있었다. 요즘은 그런 자리를 피하게 되고 다른 모임에서는 술뿐만 아니라 가공식품처럼 유해한 음식도 권하지 않고 있다.

사회생활에서 오는 여러 가지 주변 상황으로 인해, 요요가 일어나 중독을 재발케 하는 유해한 음식을 섭취할 수밖에 없다. 사회생활에서 직장을 이직하는 1순위가 인간관계 때문이라고 한다. 이러한 인간 관계에서 생기는 스트레스는 마음의 기만을 일으키는 강력한 유혹의 힘을 가지고 있다. 이때 일어나는 여러 가지 생각들과 감정들, "에이, 열받아", "지금 이 상황에서는 안 먹을 수 없다", "이번만", "내일부터", "오늘 하루쯤이야", "이러다 사회관계가 끊어지는 건 아닐까?" 이런 여러 형태의 강력한 악마의 유혹으로 마음의 기만은 멈추지 않는다. 다시 한번 기억하자.

'우리는 식단 관리를 미움받을 용기가 있는 비이성적인 사람처럼 죽기살기로 해야 한다.'

한편 기존에 알고 있는 건강에 대한 잘못된 상식, 지식으로 발생하는 마음의 기만도 상당히 많고 매우 유혹적이다. 밥, 빵, 면 등 탄수화물을 제한하다 보니 현미를 포함한 곡물을 거의 섭취하지 않았는데, 주변에서 너무 자주 듣는 말이 있었다.

"탄수화물은 필수 영양소이다."
"밥 안 먹으면 위험하다."
"현미는 괜찮다."
"한국 사람은 밥심으로 산다."

이런 말을 자주 듣다 보면, 마음의 기만이 일어나기도 한다. 또한 식단 관리, 통제, 조절하는 분들께 **'저염식'** 또는 **'무염식'**으로 하라고 권유하거나 조언하면 대부분의 사람들이 완강히 "소금 안 먹으면 위험하다"라고 이구동성으로 말한다.

필자도 그 말에 동요된 적이 있었다. 그래서 3번 구워, 짜지 않고 건강에 좋다는 죽염을 구입하여 섭취한 적이 있었지만 섭취 후 음식에 대한 갈망이 생겨 즉시 섭취를 중단하고 남은 소금은 양치질할 때 사용 중이다.

우리가 자주 접하는 주변 환경에서도 마음의 기만을 일으킬 수 있다. TV 등 매스미디어를 통한 뇌쇄적인 유혹과, 대기업 가공식품의 광고물들이 있다. 그리고 길을 지나다 보면 식당에서 만들고 있는 김치찌개 냄새라든지, 빨간 고추장을 넣어 만든 떡볶이. 재미있는 것은 여자는 떡볶이를 매우 좋아하고, 남자는 돈가스를 아주 좋아한다. 고소한 참깨 냄새가 나는 참기름 등을 섞어 양념한 비빔국수와, 고흐의 '해바라기'처럼 강렬한 노란색의 향기와 색을 지닌 카레로 만든 음식들.

추운 날 노란 날달걀을 얹은 김이 모락모락 나는 라면. 삼겹살 굽는 냄새. 구수한 된장 냄새를 풍기는, 두부가 들어간 된장국 등 이러한 음식의 냄새를 맡든지, 보든지, 그러한 것들을 상상할 수 있게 하는 글이나 이미지들은 마음의 기만을 일으키는 악마 같은 유혹으로 그 힘은 실로 막강하다.

이 글을 보고 있는 여러분들의 입에 침이 고이거나, 꿀꺽하실 분도 계실 것이다. 이러한 마음의 기만은 너무 다양하고 유혹적이다 못해 치명적이다. 잊지 말자.

'우리는 식단 관리를 미움받을 용기가 있는 비이성적인 사람처럼 죽기살기로 해야 한다.'

10

뿌듯한 마음이 생기게 한
시민운동 그리고 정책 제안

비만은 매우 사회적이고, 정치적이고, 동시에 경제적인 문제이며 개인의 건강과 행복, 더 나아가 건강한 사회를 만드는 데 중요한 문제이다. 정크푸드와 가공식품을 줄이고 멀리하면서 식단이 자연스럽게 바뀌게 되어 오랫동안 빠지지 않던 체중이 매월 3kg씩 쑥쑥 빠지고 연일 최저점을 갱신하였다.

그와 동시에 몸과 정신에 새로운 활력이 생겼다. 몸무게에만 집중하다 보니 살만 빠지는 줄 알았는데 걱정, 근심, 여러 불쾌하고 우울한 감정이 많이 사라지면서 정신적, 육체적으로 건강해졌으며 이렇게 정신 건강이 좋아진 것을 5개월이 지나고 나서야 자각하게 되었다. 정크푸드와 가공식품, 그리고 밥, 빵, 면 등 탄수화물을 제한하면서 정신적으로 우울했던 감정이 현저하게 감소했다는 글들을 보고, 정말 그렇다는 것을 식단 관리, 통제, 조절을 하면서 체험하게 되었다. 전에는 날씨가 우중충하고 비가 오면 센티해지고 우울해지는 것은 인간의 자연스런 감정이라고 생각했는데, 비가 오거나 눈이 오거나 그러한 우울하고

절대 후회하지 않는 신(新) 유목민 다이어트

불쾌한 감정이 가공식품을 끊고 탄수화물을 제한한 후 지금은 날씨에 상관없이 거의 생기지 않는다.

　가공식품, 정크푸드와 밥, 빵, 면 등 탄수화물을 줄이고 멀리하면서 단백질을 기본으로 한 친환경 채소와 무염식 나물, 그리고 과일 등으로 식단을 관리한 후 신체와 정신이 매일 조금씩 조금씩 좋아졌다. 그 당시에는 잘 몰랐지만 시간이 지난 후 확연히 알게 되었다.
　식이요법 전에는 매년 환절기 때면 몸의 피로감과 함께 감기몸살로 고생하고, 피부병도 있었다. 식단 관리, 통제, 조절 후 육체적 잔병들이 말끔히 없어졌다. 더구나 가느다란 머리카락이 굵어지고, 몸의 체형이 호리호리해져 전에 가끔 신경 쓰이던 허리 통증도 없어졌다. 정신적으로는 날씨가 흐리면 느꼈던 우울감과 미래의 불안, 걱정, 근심 등 부정적 감정이 많이 사라졌다. 전체적으로 정신과 신체의 건강이 매우 좋아졌다는 것을 알게 되었다.

　정신적, 신체적으로 건강해진 체험을 주변 사람들과 얘기하다 보면, 다들 최소 3번 이상 여러 종류의 다이어트를 해본 경험들이 있어 깜짝 놀랐다. 한방 다이어트, 황제 다이어트, 원 푸드 다이어트, 케토제닉 다이어트, 자몽 다이어트, 구석기 다이어트라 불리는 팔레오 다이어트 등등…. 그리고 놀라운 것은 다이어트에 실패했던 분들이 즐겨 섭취했던 음식이 술과 가공식품, 탄산음료, 과자, 빵, 떡 그리고 정크푸드 햄버거, 피자, 치킨 등과 같이 우리 가족의 식단 관리 전 섭취했던 음식들과 식재료들과의 싱크로율 99%로 거의 비슷하였다. 더더욱 놀라운 것은 대부분의 사람들이 다이어트에 실패하였다는 것이다.

그리고 많은 분들이 콜라를 즐겨 섭취한다는 것을 알게 되었다. 우리 가족의 체험을 얘기하다 보면 왜 이렇게 공통점이 많은지, 공감대가 저절로 형성되어 대화에 활기를 일으켰다.

한편으로는 'GMO 반대 시민운동 사회단체'에서 식재료 문제를 개선하기 위한 'GMO식품완전표시제' 청와대 청원운동에도 적극 참여하였다. 그리고 2017년 10월 국회 의원회관에서 열린 'GMO 없는 바른 먹거리 정책 심포지엄' 국회 정책 심포지엄에 토론자로 참석하여 의견을 발표하고 토론하였다.

관련 동영상은 총 2시간 40분이며 2시간 7분부터 우리 모습을 볼 수 있다. 동영상에 나오는 내용만으로도 GMO 유전자변형작물의 진실에 대하여 알 수 있으며 주소는 다음과 같다.

GMO 없는 바른 먹거리 정책 심포지엄[국회 2소회의실]

http://youtu.be/g5DeUqQ8KUM

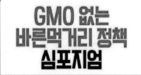

GMO 없는 바른 먹거리 정책 심포지엄 유튜브 동영상 화면

절대 후회하지 않는 신(新) 유목민 다이어트

국회 정책 포럼에는 우리나라의 먹거리로 인한 사회문제에 관심을 갖고 계신 많은 분들이 참여하였다. 김성훈 전 농림부장관을 비롯하여 영향력 있는 국회의원들이 대표로 축사를 해주서서 더욱 의미 있고 뜻 깊은 자리였다.

시민운동 활동에서 바른 먹거리에 대한 다양한 경험과 철학을 가지고 있는 분들과 만나 지식과 철학과 정책 등 귀중한 시간을 함께해서 좋았으며, 국민들께 올바른 식재료와 건강의 인과관계에 대해 알리게 되어 너무너무 기쁘고 즐거웠다.

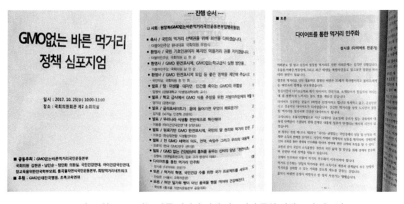

2017년 10월 GMO 없는 바른 먹거리 정책 심포지엄 국회 정책 포럼 자료집

우리는 많은 분들이 건강에 나쁘고 해로운 음식 섭취로 정신적, 육체적으로 병들고 망가지고 있는 것은 '개인의 문제보다 사회의 구조적 문제'라고 생각하게 되었다. 국가가 강력하게 국민 식생활 개선(엄밀히 말하면 식재료 개선) 및 혁신적인 보건 정책으로 양질의 저렴한 친환경

식재료를 공급해야 한다. 경제 부문에서는 4차 산업으로 일자리 창출의 부족한 부분을 보완할 수 있는, 1차, 6차 산업의 친환경 먹거리를 성장동력으로 이끌어나가면 좋겠다는 생각을 갖게 되었다. 먹거리에 대한 구조적 개선을 위해 2019년 8월에 필자와 가족은 **식생활 개선 및 친환경 식재료 공급**과 관련하여 '친환경 먹거리 노믹스'라는 제목으로 청와대에 정책 청원을 올렸다(이 책 마지막 「부록」에 '친환경 먹거리 노믹스' 청와대 청원 내용을 첨부하였다).

청와대 청원에 올린 정책에 많은 분들의 공감과 동의를 얻기 위해 온라인과 오프라인에 알렸다. 생각보다 많은 분들의 관심과 격려, 응원을 받았다. 어떤 분은 "내용을 더 자세히 올려주었으면 좋겠다"라고 의견과 관심을 주시어 많은 힘을 얻었다.

정책 내용이 국민 건강, 친환경 산업, 일자리 창출 등 건강, 복지, 경제 등으로 주제가 넓고 어려웠지만 관심을 갖고 및 응원해주신 모든 분께 이 기회를 빌려 감사드리는 바이다. 필자와 가족 모두 합심하여 우리나라 국민 건강과 경제에 대한 정책을 적극적으로 개진했다는 데 의의가 있다고 생각한다.

절대 후회하지 않는 신(新) 유목민 다이어트

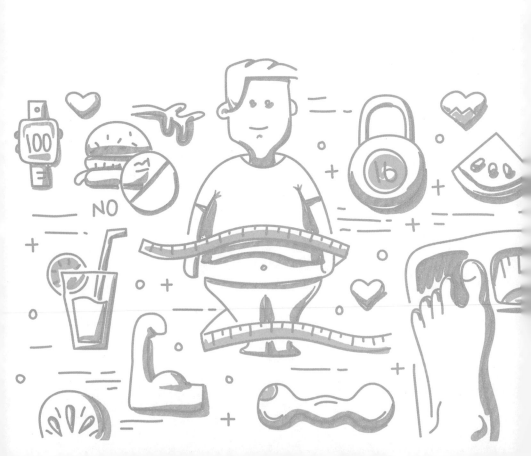

과거는 하나도 바꿀 수 없지만
미래는 통째로 바꿀 수 있다

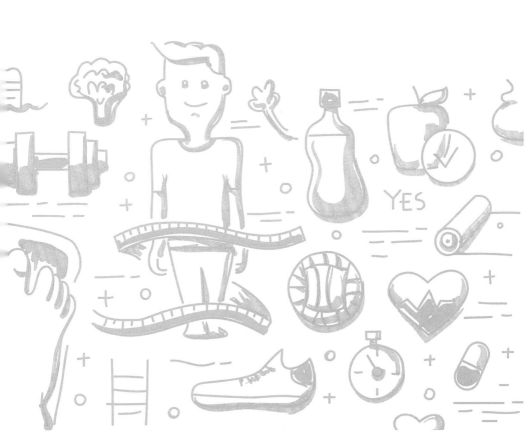

11

건강한 다이어트 성공 체험과
지식을 잘 알리기 위해

성경 창세기에서 인류 최초의 조상 하와는 간교한 뱀의 유혹에 넘어가 아담과 같이 금지된 과일을 섭취하면서 원죄를 짓게 된다. 금기의 과일 선악과를 먹음으로써 짓게 된 원죄로 인하여 우리 인류는 고통과 함께 살아가게 되었다고 해석하기도 한다. 현대 사회는 성경 창세기의 사악한 뱀과 같이 우리를 끈질기게 유혹하여 건강에 해로운 음식을 섭취하게끔 만들어 중독이라는 원초적 불행의 삶을 살아가고 있다.

처음에는 캔콜라 한 개도 먹기 힘들었던 것이 어느새 페트병 1.5L를 마셔도 갈증이 해소되지 않아 무언가 문제가 있다고 생각하여 시작했던, 식단 관리, 통제, 조절로 탄산음료를 비롯한 정크푸드를 멀리하게 되어 원래 목표였던 콜라도 끊게 되었다. 종교적으로 표현하면 원죄로부터의 해방이랄까?

정크푸드를 끊는 것 이외에 값진 부산물로 더 큰 즐거움을 가져다준 것은 1년 만에 필자 30kg, 공동저자인 형 36kg의 체중 감량과 함께 자연스럽게 온 가족이 강건한 신체와 건전한 정신을 얻게 되었다.

절대 후회하지 않는 신(新) 유목민 다이어트

'어떻게 하면 이 값진 체험을 잘 알릴 수 있을까?'라는 생각이 머릿속에서만 빙빙 돌고 있을 때, 주변에서 "방송에 나가보아라", "다이어트 연구소를 설립해보아라", "책을 펴내보아라" 등 여러 권유를 받았다. 오늘내일 미루던 차에, 은근히 기대했던 방송국의 섭외는 눈이 빠지도록 기다려도 아무 소식이 없었다. 지금 생각해 보면 관련 이익 단체에 반하는 내용이 많아 방송하기가 어렵지 않았을까 생각된다. 그래서 편안하고 쉽게 생각되었던 책을 쓰기로 했다.

그런데 쉽게 생각한 글쓰기가 녹록지 않았다. 자료들은 많았지만, 머릿속에 있는 내용을 종이에 쓴 다음 읽어보면 앞뒤가 맞지 않고 무슨 말인지 도무지 이해가 안 가는 문장도 꽤 있었다.

학창 시절 미술 시간에 비너스를 데생했던 적이 있는데, 나름 똑같이 잘 그렸다고 생각한 그림이 다시 보니 완전 추상화였다. 미술 선생님께서 농담으로 "비너스가 너무 많이 웃는 것이 정신 놓은 여자 같다"라며 농담하셨던 기억이 생각나서 "풉풉" 하고 입가에 웃음이 나기도 하였다.

집필을 할 무렵 페이스북 친구가 올려준 포스팅에 황경신 작가님의 저서 『생각의 공을 굴려서 글쓰기 근육을 키우자』(위즈덤하우스, 2019)를 읽어보았다. 글 쓰는 게 하루아침에 잘되는게 아니라지만 제대로 글 쓰는 게 쉬워 보이지 않았다.

『생각의 공을 굴려서 글쓰기 근육을 키우자』의 내용 중에 다이어트와 글 쓰는 것을 재미있게 표현한 글이 있어 여러분께 소개하면 다음과 같다.

매일, 꾸준히, 하루에 세 줄 또는 세 문장만 쓰세요. 쉽다면 한없이 쉽고 어렵다면 한없이 어려운 일입니다.

쉬워지는 게 더하기라면 어려워지는 건 곱하기랄까요. '아, 이거, 뭐랑 비슷한데?' 싶은가요? 그렇습니다. 다이어트와 같은 케이스입니다. 빼기는 어렵지만 찌는 건 금방 힘들다고, 하루 쉬면 요요현상이 일어납니다.

위의 글을 읽으면서 얼마나 공감이 가던지, 입가에 아니 마음속에 저절로 웃음이 지어졌다. 글쓰기와 다이어트를 어쩜 이렇게 잘 표현했는지 부러웠다.

필자와 가족이 안전하고 건강하며 성공적인 체중 감량과 신체적, 정신적으로 기분 좋은 변화를 다양하게 체험한 것을 기록하면 책을 잘 쓸 수 있겠다는 생각이 들었다. 그러나 모든 게 생각뿐이었다.

종이에 문장을 써내려가는 동안 맞춤법과 띄어쓰기가 왜 이렇게 어려운지 처음부터 어려움에 봉착했다. 꾸준히 글을 쓰면서 마음이 편안해지고 서두르지 않게 되어, 글쓰기의 부족한 부분을 하나씩 하나씩 해결하다 보니 필자의 부족한 부분이 메워지고 문장이 갈수록 조금씩 발전하는 충족감이, 흡사 몸에 안 좋은 독소들이 빠지면서 몸과 마음이 홀가분해지고 심신이 가벼워지는 즐거움과 비슷하다고 생각되었다.

12

운동으로 살 뺀다고?
닥치고 식단 관리!

노벨물리학상을 받은 천재의 대명사 아인슈타인은 "똑같은 일을 반복하면서 다른 결과를 기대하는 것은 정신병 초기 증세다"라고 말했다. 이 말은 다이어트에도 적용된다. 체중 감량 방법으로 많은 분들이 운동을 선호한다. 필자도 전에는 그렇게 생각했었다.

콜라를 끊기 위해 가공식품과 정크푸드, 그리고 탄수화물인 곡물을 줄이고 멀리하는 식단으로 바꾸면서 1년 만에 필자 30kg, 형은 약 40kg를 감량했다. TV에 나올 만큼 엄청난 체중 감량을 두 눈으로 확인하였다. 놀랄 만한 체험과 경험을 바탕으로, 운동으로 살 빼려고 하는 분들을 만날 때마다, **"지금 당장 맛있는 식단에서 건강 식단으로 바꾸세요!"**라고 조언해준다.

일반적으로 운동을 하면 살이 빠지고, 운동 부족으로 살이 찌는 것으로 생각한다. 식단을 바꾸고 나서 살이 빠졌는데도 운동해야 살 빠진다는 고정관념을 바꾸는 데 오랜 시간이 걸렸다. 콜라를 끊으려고 시작한 식단 관리의 효과는 약 5개월쯤 지나 정상 체중이 되었는데도 불구하고 식단 관리보다 '운동해서 살이 빠졌다'라고 생각하였다.

건강관리와 다이어트를 하는 분들께 **"식단 관리가 90%, 운동이 10% 입니다"**라고 매주 3회 이상 SNS 등에 반복적으로 누누이 강조하지만 많은 분들이 한쪽 귀로 듣고 한쪽 귀로 흘린다. 비만이나 과체중이 되어도 일상생활을 하는 데 별문제가 없어, 비만과 과체중의 심각성을 느끼지 못한다.

컨디션이 안 좋으면 운동이 부족해서 그러려니 하면서 조금만 마음 잡고 운동하면 체중도 조금 줄고, 몸과 마음이 상쾌해지곤 한다. 그러면 대부분의 사람은 다시 운동을 꾸준히 하기로 다짐하기도 한다. 그러나 시간이 지날수록 마음의 의지는 무뎌지면서 운동량은 줄어들지만, 체중은 빠진 것보다 빠르게 점점 불어나 몸과 마음도 여기저기 불만이 쌓이게 된다. 결국에는 불만족스러운 소크라테스보다 만족스러운 배부른 돼지가 되곤 한다.

필자와 가족의 반짝이는 체험으로 식단을 관리하면 체중이 감소하면서, 운동도 재미있게 할 수 있고 잘하게 되어 몸무게는 더 빨리 빠지고 운동의 질도 좋아지는 시너지 효과가 발생한다. 체중 감량과 건강에 도움이 되도록 식단을 개선해주면 운동이 즐거워진다.

10년 이상 매주 3~6회 2시간 등산을 꾸준히 다니고 있는 필자는, 등산에서 자주 만나는 분들과 자연스럽게 미주알고주알 얘기를 나눈다. 얘기하는 분들마다 많은 시간을 내어 산에 다니고 있음을 알았다. 자주 등산하시는 분들 중에, 오랫동안 등산을 함에도 불구하고 오히려

절대 후회하지 않는 신(新) 유목민 다이어트

안색이 갈수록 어둡게 변하는 분들이 있다.

등산을 하면서 중간에 휴식을 취하며 등산객과 담소를 나누는 재미는 등산의 즐거움 중 하나이다. 가장 무난한 대화의 소재인 건강을 주제로 대화가 이루어지면, 건강에 대한 여러 경험과 지식을 서로 주고받는다. 자연스레 그동안 필자와 가족의 체중 감량과 건강에 대해 다양한 얘기가 오가는데, 그중에서도 다이어트는 약방의 감초처럼 빠지지 않는 대화의 소재이다.

건강관리 비결로 "밀가루와 술을 끊으면 건강에 좋다"라고 말하면, 모두들 한결같이 "밀가루와 술이 건강에 안 좋은 것은 아는데 끊는 게 쉽지 않다"라며 난색을 드러내기도 한다.

"밀가루와 술이 고당 식품이기 때문에 우리가 생각하는 것보다 몸에 매우 안 좋으니, 밀가루와 술 대신 단 과일(여름에는 수박, 포도, 겨울에는 귤 등)을 섭취하면 도움이 된다"라고 얘기하면 고개를 끄덕이며 실천하는 분도 계신다. "선생님 말 듣고 밀가루와 술을 끊어보았는데, 만두는 정말 끊기 힘드네요"라고 하는 분도 계신다.

필자의 말을 듣고 밀가루와 술을 끊은 분들을 산에서 다시 만나게 되면 안색이 훤하고 밝게 변해 있는 모습을 볼 수 있다. 건강이 확실히 바뀐 원인이 **음식 때문**인데도 등산 때문에 좋아졌다고 생각해 다시 밀가루 음식과 술을 먹게 되는 분들도 많이 보았다.

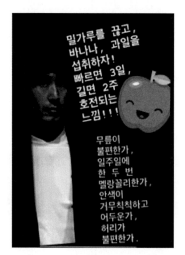

카카오톡 단톡방에 올린 건강관리 웹카드

운동을 하지 말라고 하는 것은 아니다. 식단을 바꾸면 운동도 신나고 즐겁게 할 수 있다.

식단을 바꾸고 나서 3년이 지난 후. 키 180㎝, 몸무게 85kg에서 체중 60kg에 도달할 때였다. 2017년 10월 '서울 국제 마라톤 대회'가 서울광장에서 열려 난생처음으로 마라톤 10㎞를 신청하여 달리게 되었다.

마라톤 참가자가 얼마나 많던지, 엄청 큰 서울광장을 꽉 메우고 완전 축제 분위기였다. 아무것도 없이 달리기만 하는데 참가비는 왜 이렇게 비싼지 의아했다. 더욱 놀라운 것은 달리기를 좋아하는 사람들이 이렇게나 많은지 깜짝 놀랐다.

난생처음으로 10㎞를 달리려고 하니 두려움이 몰려왔다. '완주할 수 있을까? 혹시 달리다가 어떻게 되지 않을까?'라는 생각이 좌충우돌하

절대 후회하지 않는 신(新) 유목민 다이어트

는 사이, "땅" 하고 달리기 시작을 알리는 권총 소리에 많은 사람들이 우르르 달리기 시작하였다. 필자도 달리기 출발선 맨 앞에서 대기하다가 시작과 함께 맨 앞 그룹에서 달리기 시작했다. 그러나 눈 깜짝할 사이에 엄청난 사람들이 필자 앞을 쏜살같이 앞서가기 시작했다.

순간적으로 주변 환경에 휩쓸려 속도를 내어 달리다가 머리에 문득 '페이스를 지켜야 한다'라는 마음의 소리를 들으며 '10㎞ 완주가 목표다'를 머리에 되새겼다. 가슴을 뒤로 활짝 펴고, 호흡에 집중하며 주변의 환경에 휩쓸리지 않고 페이스에 따라 달리기에 몰입하였다. 3㎞ 정도 뛰었을 때 오른쪽 다리에 쥐가 나서 달리기를 그만두고 싶었으나, 뛰다 보니 중간에 멈추기도 그리 쉽지 않았다. 그래서 그냥 달렸다. 놀라운 것은 뛸수록 몸이 가벼워지고, 잡념으로 꽉 찬 머리에 여백이 생기면서 호흡과 자세에 더욱 집중하다 보니 명상하듯 달리게 되었다.

다리에 생긴 쥐도 어느새 없어져 달리는 것이 너무 좋았고, 그런 상태가 좋았다. '마라톤 애호가들이 이런 느낌 때문에 달리기를 좋아할 수 있겠다' 하는 생각이 들었다.

마라톤 대회에 참여하여 축제 같은 분위기를 체험하고 인생에서 소중한 추억을 만들어 너무 기쁘고 좋았다.

우리는 10㎞를 1시간에 완주하였는데, 완주하고 나서도 많은 에너지가 남아 있음을 알았다. 처음 달려본 마라톤 10㎞를 완주한 후 예전에 갖고 있던, 마라톤에 대한 인식을 새롭게 하는 계기가 되었다.

학창 시절 체력장 1,000m 달리기가 있었다. 달릴 때마다 얼마나 힘들었던지, 헉헉거리면서 간신히 뛰고 난 후, 얼굴이 빨개지고 숨을 제대로 쉴 수 없어 거의 쓰러지다시피 했는데 그 당시의 나와 지금 나의 모습은 달라도 너무 달랐다.

많은 분들이 운동해서 살을 빼려고 한다. 가공식품과 정크푸드, 그리고 탄수화물인 곡물을 줄이고 끊고 멀리하는 식단으로 바꾸면 알라딘의 마술램프처럼 오랫동안 빠지지 않던 체중이 술술 빠지고, 더불어 운동도 잘되어 즐겁게 다양한 운동의 묘미에 빠져들 수 있다.

먹지 말아야 할 가공식품과 정크푸드, 탄수화물인 곡물을 계속 섭취하면 요요현상이 일어나 살을 빼려고 열심히 운동을 하면 할수록 오히려 우리 몸에 독이 된다는 사실을 잊지 말자.

체중 관리는 가공식품, 패스트푸드, 정크푸드, 탄수화물(곡물)을 줄이고, 끊고, 멀리하는 식단 관리가 90%이며 10%는 운동이다. 즉 '**선 식단 관리, 후 운동**'이 빠르고, 바르고, 안전하고, 즐겁고, 행복하고, 요요 없는 체중 감량의 지름길임을 강조 또 강조하며 난생처음 참여한 마라톤 대회에서 완주한 체험이 그것을 알려준다.

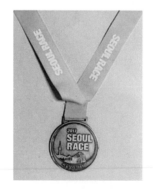

서울 국제 마라톤 대회 10㎞ 완주 메달

절대 후회하지 않는 신(新) 유목민 다이어트

13

비만과
번뇌의 근원 염증

세계 여러 나라는 **21세기의 흑사병**이라 불리는 **비만**과의 전쟁을 선포하고 비만 및 과체중이 우리 건강에 끼치는 위험과 그에 따른 삶의 질 저하에 대해 적극적으로 알리고 비만과 과체중을 개선하기 위해 많은 정책을 펴면서 힘겨운 노력을 하고 있지만, 그 효과는 거의 나타나지 않으며 오히려 이러한 노력을 비웃기나 하듯 비만 환자는 더 빠르게 증가하고 있다.

비만은 염증성 질환이다. 네이버 지식백과에서 비만 관련 질환에 대해서 알아보면 당뇨병, 고지혈증, 성기능 장애, 관절염, 심혈관 질환, 담석증, 암 등이라고 서울대학교병원 의학정보에서는 말하고 있다. 필자는 이러한 질환에 **정신 건강 문제**를 더 추가해야 한다고 본다. 겉으로는 별 이상 없이 보이지만 몸과 정신이 병들어가는 것이다.

언제, 어떻게 우리 **면역체계가 무너져 무슨 병으로 확대될지** 모르는 매우 위험한 상태이며 가까운 시일 내에 크든 작든 병에 걸려 제약사에서 대량으로 생산되는 약에 의존할 수밖에 없는 큰 병인 것이다. 그러나 우리가 현실적으로 비만과 과체중이 그렇게 심각한 병인지 느끼기가 어려울 뿐만 아니라 병이라고도 생각지 않는다.

한번은 등산을 하는데 나이가 지긋해 보이는 산악인들이 염증에 대해 얘기 나누는 소리를 듣고 귀가 쫑긋했다. 잘 들어보니 "스트레스, 술, 담배 등이 염증을 일으켜 병이 생긴다"라는 것이었다.

비만도 '염증성 질환'으로, '염증을 일으키는 핵심 요인인 나쁜 음식'을 줄이고, 끊고, 멀리해야 하지만 현실에서는 녹록지 않다. 성공한 다이어터들이 얘기하는 공통점 중에 하나가, 가공식품을 끊는 것이다.

어디까지가 가공식품인지 묻는 분이 계셨는데, "공장에서 만드는 일체 식품입니다. 다들 아시다시피 과자, 빵, 아이스크림을 포함해서 우리가 방송 선전에서 접하는 건강식품이라고 생각할 수 있는 간장, 된장, 고추장, 식용유도 포함됩니다"라고 답해드렸다. 물어본 이유는 아마도 마트에서 쉽게 구입할 수 있는 간장, 된장, 고추장, 식용유 같은 가공식품이라도 우리 몸에 좋은 건강식품이라는 생각에서 질문한 것 같아 구체적으로 답해주었던 기억이 난다.

공장에서 대량으로 만들어지는 가공식품에 들어가는 **GMO(유전자변형작물), 화학 첨가물** 등은 **염증**을 유발할 수 있다. 또한 영양이 골고루 들어 있는 제대로 된 식재료로 만든 음식을 섭취하지 않으면 우리 몸에 여러 **영양분**이 충분히 공급되지 않아 **음식에 대한 갈망**이 생길 수밖에 없을 것이다. 그리고 가공된 된장, 간장, 고추장 등의 중간 식재

절대 후회하지 않는 신(新) 유목민 다이어트

료를 사용하는 음식점도 당연히 조심해야 한다.

필자들은 가공식품, 정크푸드, 탄수화물 등을 줄이고 끊고 멀리하기 전까지 유명 피자 업체에서 VVIP 대우를 받을 정도로 피자를 매우 좋아했다. 좋아했던 피자의 구성 성분을 유명한 셜록 홈즈처럼 탐정이 되어 자세히 분석해보았다. 피자는 밀가루, 햄, 케첩, 감자, 피망, 소금 등의 재료를 비율에 맞게 합쳐 우리 입맛에 맞도록 만들어진다.

이러한 재료 중 첫 번째인 **밀가루**는 99% 수입에 의존하고 있으며 '대표적인 탄수화물'이다. 당이 많고, 당 지수도 높다. 당 지수가 높다는 것은 **혈관을 다치게 할 수 있다**는 것이다.

밀을 운송하면서 보관 창고에 발생하는 벌레를 막기 위해 뿌리는 살충제는 우리 몸에 유해할 것이다. 오랫동안 운송 시 부패를 막기 위해 방부제를 대량으로 뿌린다고 한다. 우리가 익히 알고 있는 밀가루 자체에 있는 글루텐이 우리 장에서 다른 중요한 영양 흡수를 방해하여 여러 문제를 일으킨다. **밀가루가 우리 몸에 가장 해롭다고 생각하는 것은 밀을 재배할 때 사용하는 농약이라고 생각한다.**

두 번째 **햄**은 필자가 매우 좋아했던 식품으로, 주원료가 돼지고기이며, 여기에 각종 화학 첨가물이 들어가게 된다. 여기에 들어가는 특정 첨가물이 대장암을 일으킨다는 것을 알고 나서 지금 생각해도 대장이 찜찜하다. 그리고 돼지 같은 육류를 얻기 위해 대량으로 길러지는 사육장의 환경과 사육 방법이 너무 안 좋고 심각하여 사회문제가 되고 있다.

2018년 노벨문학상 수상 작가 올가 토카르추크(Olga Tokarczuk)의 소설 『방랑자들』(민음사, 2019)을 읽다 보면 우리에게 단백질을 제공하는 동물에 대한 무한한 동정심이 생긴다. 책에는 아래와 같은 내용이 나온다.

진정한 신은 동물이에요. 신은 동물 속에 있죠. 그렇게 가까이 있는데 우리가 보지 못할 뿐이에요. 동물은 매일 우리를 위해 희생하고, 죽음을 반복하고, 자신의 몸을 바쳐 우리를 먹이고, 자신의 가죽으로 우리에게 옷을 지어 입히고, 의약품 테스트를 허용해줘요. 우리가 더 오래, 더 잘 살 수 있게 하려고요. 그렇게 우리에게 애정을 표시하고 우정과 사랑을 전하는 거죠.

햄의 주요 재료인 저렴한 돼지고기를 얻기 위해 돼지를 대량으로 사육할 때 사용되는 항생제와 성장호르몬, 그리고 가격이 상대적으로 싼 GMO(유전자변형작물) 콩과 GMO(유전자변형작물) 옥수수로 만든 사료를 사용한다고 한다. 겉으론 아무 이상이 없어 보이지만 속은 건강하지 못한 돼지로 만든 햄 섭취는 우리 건강에 문제가 될 수 있을 것이다.

세 번째는 **토마토 케첩**인데 감자칩, 햄버거, 핫도그에 빼놓을 수 없는 토마토 케첩에는 토마토와 화학첨가물이 들어간다. 화학첨가물은

절대 후회하지 않는 신(新) 유목민 다이어트

신장에 과부하를 일으킬 수 있다.

토마토는 피부병이 있는 사람에게 좋지 않다고 한다. 토마토가 피부에 안 좋다는 것을 알고 한 달 정도 식단에서 토마토를 멀리해보았더니 피부가 정말 밝게 변했다.

네 번째 **감자**는 전분이 많은 뿌리채소인데, 전분은 몸속에 들어가면 당으로 변한다. 또한 감자는 당이 많은 식재료이며, 당 지수도 높아 건강에 안 좋은 식재료 중 하나이다. 감자를 튀길 때 사용하는 기름은 어떤 것을 사용하고 있는지 생각해보자. 몸에 좋은 비싼 기름을 사용한다면 가격이 매우 비쌀 것이다.

우리나라에도 GMO(유전자변형작물) 감자가 수입된다고 한다. 밥, 빵, 면 등 탄수화물 식재료를 줄이고, 끊고, 멀리하면 탄수화물인 감자도 자연스럽게 섭취하지 않게 되어, GMO(유전자변형작물) 감자의 위협으로부터 벗어날 수 있다.

다섯 번째로 **치즈**는 젖소에서 짜낸 우유를 발효하여 만든 음식이다. 젖소의 먹이로 GMO(유전자변형작물) 콩과 GMO(유전자변형작물) 옥수수로 만든 사료를 사용하고, 항생제를 사용하여 기른 젖소에서 짜낸 우유에는 사람에게 유해한 성분이 남아 있을 수 있다고 하니 주의해야 한다.

더군다나 우유를 가공하여 보기에도 좋고 맛있게 하기 위해 첨가하는 첨가물도 주의해야 하며, 우유에 들어 있는 단백질은 사람에게 맞지 않는 경우가 많다고 한다.

여섯 번째는 **소금**이다. 약방의 감초와 같이 웬만한 음식에 빠지지 않고 들어가는 소금! 가공식품, 정크푸드, 그리고 대부분의 음식점에서 사용하는 소금은 가격이 저렴한 정제소금을 많이 사용한다. 정제소금에는 우리 몸에 유익한 미네랄이 거의 없으며 오히려 건강에 해롭다. 바다 오염이 심각하니 천연 소금도 조심해야 한다. 좋은 소금 구하기도 어렵거니와 가격도 비싸다.

가공식품, 정크푸드, 그리고 먹지 말아야 할 음식인 밥, 빵, 면 등 탄수화물을 줄이고, 끊고, 멀리하는 식이요법을 잘 유지하려면 무염식을 강력히 추천하며, 차선책으로 저염식으로 하면 좋다. 무염식을 할 때 레몬이나 라임즙을 내어 소금 대체재로 사용하는 것도 좋은 방법 중 하나라고 생각한다.

일곱 번째는 기름인데, 우리가 익히 몸에 좋다고 알고 있는 올리브유를 비롯하여 해바라기유, 참기름, 들기름 등도 뚜껑을 여는 순간부터 산화되고, 이렇게 산화된 기름은 몸에 염증을 일으키므로 조심해야 한다. GMO(유전자변형작물)로 만든 식용유에는 사람 몸에 유해한 농약 성분이 잔존할 수 있다고 하니 더욱 조심해야 한다.

이렇듯 우리가 편리하게 접할 수 있는 패스트푸드만 살펴보아도 엄청나게 많은 독소들이 우리 몸에서 염증을 일으킬 수 있다는 것을 알 수 있다. 성공하는 다이어터들의 팁 중에 "가공식품을 끊으라"라는 이유가 여기에 있음을 시간이 지나서 알게 되었다.

우리 몸에 쌓여 있는 지방을 '화학물질 저장소'라고 부르는데 이 화학물질은 몸에 염증을 일으키고, 이 염증에 의해서 번뇌가 일어난다. 번뇌는 알게 모르게 우리 뇌에서 당을 에너지원으로 사용하게 된다. 번뇌로 인한 당 부족은 단 음식에 대한 탐닉 및 집착을 일으키게 한다. 음식에 대한 탐닉은 채소나 과일보다 우리 몸에 빨리 흡수될 수 있는, 당 지수가 높은 가공식품 즉 정크푸드, 밥, 빵, 면 등 흡수가 빠른 음식에 손이 가게끔 되어 있다. 이러한 과정에서 마음의 기만이 일어나는데, **"이번만"**, **"내일부터"**, **"다들 먹는 건데 조금 먹으면 어때"**, **"분위기가 먹지 않을 수 없어서"** 등 여러가지 기만적인 생각들이 일어나 식단 관리 중에 어려움과 고통을 자주 겪게 된다.

식단 관리의 어려움을 겪게 되는 또 다른 요인은 날씨의 변화 같은 기후적인 환경에 의해서이다. 특히 **비 오는 날**은 단 음식에 대한 욕구가 상당히 높아져 단 음식에 대한 강렬한 갈망의 욕구에 무릎을 꿇게 된다. 그래서 다이어트와 식단 관리를 하시는 분들께 꼭 해주는 말이 있다.

100명 중 2년 동안 다이어트에 성공하는 사람은 2명 이내이며, 그중에서 1명이 다이어트에 성공한다고 한다. 성공적인 다이어트가 결코 쉽지 않으므로 우리는 식단 관리를 할 때 미움받을 용기가 있는 비이성적인 사람처럼 해야 한다.

이런 말을 할 때는 주변 상황과 상대방의 기분 등을 살펴보면서 말하는 걸 잊지 않는다.

필자는 '나쁜 식단을 올바르게 바꾸고 올바른 식단을 지속하지 않으면 병에 걸리고 건강 악화로 인해 평생 불행하게 산다'라는 것을 마음에 새겨 여러 유혹의 상황들을 물리친 기억이 있다. 몸무게가 매월 3~4kg 가시적으로 꾸준히 빠지면서 정신, 신체 건강이 좋아지다 보니 사회적 관계, 특히 가정에서부터 변화가 일어났다. 서로 이해하고 음식과 건강에 대한 대화가 점차 많아지고 소통이 잘되어 화목해졌다.

건강관리와 다이어트에 대한 잘못된 상식, 선입견, 편견, 고정관념은 우리 건강에 해를 주어 개개인과 가정, 사회에 커다란 불행의 근원이 되므로 우리 스스로 각별한 주의가 필요하다.

음식이 바뀌면
운명이 바뀐다

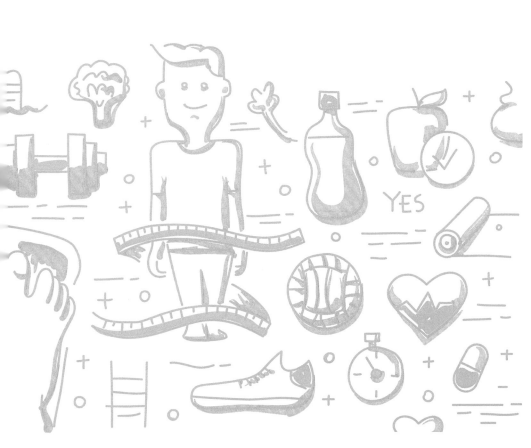

14

음식이 바뀌면
운명이 바뀐다

"**음식이 바뀌면 운명이 바뀐다**"라고 말한 운명학의 대가 미즈노 남보쿠는 일본의 정치 사상가로 존경받는 인물이다. 여기서 말하는 음식은 개개인의 식습관과 음식 문화 시스템이라고 정의해도 무방하다. 확대해석하면, '**음식이 바뀌면 개인의 운명을 넘어 한 민족 또는 한 국가의 운명도 바꿀 수 있다**'라는 뜻으로 생각할 수 있다.

음식을 어떻게 바꾸어야 할지, 현재 우리 음식 문화를 꼭 바꿀 필요가 있는지, 음식을 바꿔 우리 조상들로부터 대대로 이어져 내려온 음식 문화에 변화를 주어야 할지 의문이 들 때가 있다. **우리가 매일 섭취하고 있는 음식은 어떤 것들이며, 그것들은 어떻게 생산되는지, 어떤 과정을 거쳐 우리가 매일 마주하는 식탁에 올라오는지, 이로써 우리 가족과 사회에 어떤 영향을 주는지** 알아야 한다.

WHO 기준에 의한 '건강'의 정의를 살펴보면 다음과 같다.

절대 후회하지 않는 신(新) 유목민 다이어트

건강이란 질병이 없거나 허약하지 않을 뿐만 아니라 육체적, 정신적, 사회적으로 역동적이며 완전한 상태이다.[8]

WHO의 건강의 정의에서 특히 주목할 점은 건강에 **'영적'**인 부분이 포함되어 있다는 것이다. 2016년에 발표된 자료에 의하면 우리가 살고 있는 대한민국과 인류는 비만 등 여러 질병으로 삶의 질이 떨어지고 황폐화되어가고 있다. 그중에서도 비만은 지구촌 10명 중 4명이 비만이고 10명 중 7~8명이 과체중 혹은 비만이라고 한다. 우리나라도 세계의 추세와 비슷한 비율로 빠르게 증가하고 있다.

세계적으로 비만 인구가 늘어나는 원인으로 가공식품과 패스트푸드, 정크푸드 등을 꼽고 있다. 이러한 식품에 쓰이는 원재료 GMO(유전자변형작물)를 비롯하여, 각종 식품첨가물, 항생제와 성장호르몬 등으로 기른 공장형 농장의 돼지, 닭, 소 등의 육류, 오염된 바다에서 양식되는 생선 같은 수산물 등이 주요 원인이라고 한다. 다시 말하면 식재료 문제인 것이다.

우리가 매일 섭취하는 이러한 먹거리를 올바른 것으로 바꾸어주는 것은, 나를 포함한 우리 가족, 사회, 더 나아가 우리나라와 인류의 건강을 바꾸는 첫걸음이다.

중앙일보 2019년 2월 16일 자 '배 불룩 나온 조선 양반들…', '하루 5

---

8)   건강보건 관련 국제기구 지식정보원, 2009. 7. 31., 노영희, 홍현진

끼 먹는 대식가'라는 기사를 보면 '조선시대에는 탄수화물이 중요한 먹거리였고, 양반들은 하루 다섯 끼를 섭취했다'라고 한다. 그럼 우리나라에서 가장 진취적인 기상이 발현되고 가장 영토가 넓었던 고구려 전성시대의 음식은 어떠했을까?

우리가 익히 알고 있는 우리나라 역사는 식민사관에 의한 **일제시대의 집요한 역사 왜곡**으로 인해 여전히 그 왜곡의 프레임에서 벗어나기가 힘들어 보인다. 역사 왜곡은 역사 자료를 없애버리고 조작시키는 것이다. 그로 인해서 우리가 역사를 해석하고 이해할 때, 현재 익숙한 상황을 토대로 과거에 투시하여 과거의 역사를 현재에 맞게 다시 해석하다 보면 자연스럽게 왜곡이 되고 그 왜곡된 것으로 역사를 이해하고 해석하면 또 다른 **왜곡된 역사인식**이 생긴다.

그중에서 대표적인 것을 꼽는다면 '식생활에 의한 역사 왜곡'이다. 고구려의 식단이 현재 우리가 살고 있는 식생활에 비추어서 쌀과 밀가루로 만든 음식을 섭취하였다고 생각하면 자연스럽게 역사 왜곡이 일어날 수 있는 것이다.

그럼 고구려 전성시대의 식단은 어떠했을까? 우연히 탄산음료 콜라를 끊으려고 시작한 **행운의 식단 관리**는 가공식품과 정크푸드를 끊고, 탄수화물을 제한하는 것이 핵심이었다. 양질의 단백질, 신선한 과일, 채소로 이루어진 식단은 몸과 마음을 가벼워지게 하고, 상쾌해지고, 모험적이고, 진취적이 되도록 한다.

또한 하루에 1~2끼만 섭취해도 삶의 활력과 건강을 유지하게 된다. 이러한 체험으로 인해 고구려를 비롯한 세계 역사를 바라볼 때 북유럽에서 '바다의 늑대'라 불리는 바이킹 역사와 동아시아에서 '초원의 늑

절대 후회하지 않는 신(新) 유목민 다이어트

대'로 불리는 광활한 영토를 차지한 북방 유목민족 몽고 역사를 새로운 눈으로 바라볼 수 있게 되었다.

고구려는 산악 지방이 많고 험준한 지역에 자리 잡아 쌀농사를 짓기가 힘들었다. 진취적인 기상을 가지고 자유자재로 말을 타고 다녔던 고구려의 식단은 북방 유목민족인 몽고와 비슷하게 단백질이 풍부한 식단이었을 것이다.

고구려에는 각 가정에 고기를 저장할 수 있는 푸줏간이 있었다고 한다. 푸줏간에 고기를 저장할 정도로 고기가 충분했는지 상상이 되지 않는다. 그러나 이러한 의문에 해답이 될 수 있는 상황을 발견했다. 오후 늦게 등산하는데 산에서 내려오시는 분께서 멧돼지를 조심하라는 것이었다.

산이 그리 험하지도 않은데 '웬 멧돼지' 하고 그냥 간단히 "고맙습니다" 답을 하고 오르는데 '멧돼지 출현 주의'라는 처음 보는 현수막이 걸려 있었다. 매년 가을쯤이면 멧돼지로 인한 농가의 피해 소식을 뉴스로 접한다. 이 두 가지 사실만으로도 고구려 전성시대 때는 야생동물이 지금 우리가 생각하는 것보다 훨씬 많았을 것이고, 야생동물을 잡아 음식으로 섭취했을 것으로 추측이 가능했다. 어쨌든 '고구려 전성시대에는 양질의 단백실을 얻을 수 있는 환경이었다'라고 생각된다.

아래의 사진은 서울 송파구와 경기도 하남시에 위치한 남한산성 서문으로 올라가다 보면 하남시에서 등산객에게 조심하라고 걸어둔 멧돼지 조심 현수막이다.

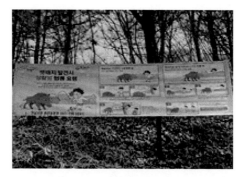
남한산성 서문 하남시 멧돼지 조심 현수막

또 구글에서 '멧돼지 출현 주의 현수막'으로 조회하면 많은 내용이 있어 그중 일부만 소개한다.

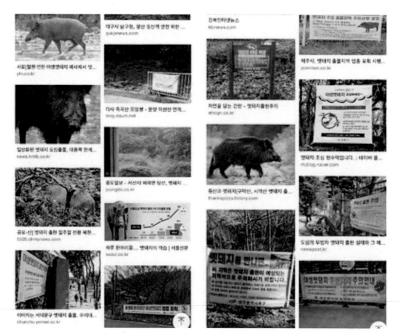
구글에서 멧돼지 조심 현수막 검색

절대 후회하지 않는 신(新) 유목민 다이어트

이것만 보아도 대충 고구려 시대에는 더 많은 야생동물이 있었다고 추측할 수 있다. 한편 우리나라 땅 100ha당 멧돼지는 평균 약 10마리 정도 서식한다고 한다. 1ha는 100×100m의 공간이다.

그리고 또 한 가지, 고구려가 자리 잡은 만주와 한반도는 '밭에 나는 쇠고기'라 불리는 콩의 원산지이며 그 콩은 대두, 즉 메주콩이다. 대두는 콩 중에서도 단백질과 지방 함량이 많다. 이것은 저탄수화물 고지방 다이어트라고 불리는 케토제닉 다이어터들이 좋아하는 조건을 만족시킨다. 그리고 야생에서 채집한 조, 기장, 수수도 식량으로 사용했는데 이러한 것들은 쌀, 밀 등 다른 곡물에 비해 단백질을 많이 함유하고 있다.

탄수화물 중심 식단보다 단백질 중심 식단은 몸과 마음을 가볍게 해서 말을 자유자재로 탈 수 있었으며, 진취적인 기상을 가질 수 있었다. 또한 하루에 한두 끼만 섭취해도 허기가 지지 않아 식사 시간이 줄어들어 더 멀리, 더 빠르게 이동할 수 있었을 것이다.

역사책을 읽다 보면 한 나라의 흥망성쇠를 정치, 경제, 사회, 문화, 군사, 법률 제도 등으로 살펴보게 된다. 여러 제도와 함께 그 나라의 국민들이 즐겨 섭취한 **음식 식단의 구성을 중심으로 역사를 해석**하다 보면 역사를 더욱 흥미롭게 바라볼 수 있고 과거의 역사를 단절하는 대신 현재와 결부시켜서 그 시대와 공감하는 새로운 인문학적 통찰을 얻을 수 있다.

필자가 소통하는 SNS(소셜네트워크) 서비스에 가공식품, 정크푸드, 탄수화물 제한식으로 얻은 귀중한 체험을 토대로 고구려 전성시대의 식단에 대해서 글을 올리면 많은 분들께서 공감해주신다. 참고로 소셜 네트워크에 올린 글을 소개하면 다음과 같다.

광활한 땅의 주인이 되겠습니까! 아니면 섬나라에 갇혀 노예처럼 살 겠습니까!

위대한 국민 여러분! 그리고 친애하는 회원 여러분!

우리 민족은 만주벌판과 연해주를 넘어 광활한 땅을 누비며 다녔습니다.

유명한 정치 사상가는 "우리가 먹는 음식이 우리의 운명을 좌우한 다"라고 합니다.

한 나라의 흥망성쇠를 좌지우지하는 민족별 식단을 간단히 살펴보면 놀라운 사실을 발견하게 됩니다.

고구려: 저탄수화물(대륙의 주인공)

바이킹: 저탄수화물(해양의 지배자)

몽고: 저탄수화물(광활한 대륙 지배자)

조선: 고탄수화물(나라 빼앗기고 반으로 쪼개짐)

(참조: 조선 양반들… 하루 5끼 먹는 대식가 https://bit.ly/2VG1jek)

2022년 현재 디지털 유목민 대한민국은 고탄수화물에서 저탄수화물 식단으로 빠르게 변하고 있습니다.

저는 대량으로 사육하는 돼지, 닭 같은 가축 사료에 쓰이는 저질 농작물을 가공하여 만든 가공식품을 멀리하고, 저탄수화물 식단으로 개선한 후 전과 완전히 다른 건강을 얻게 되었습니다.

이후로 저는 우리 국민과 나라의 운명에 대하여 깊이 생각해보았습니다.

우리 스스로 바르고 진실한 식재료로 식생활을 개선할 수 있는 나라는, 현재와 미래의 세계도 바꿀 수 있으며, 고구려, 백제, 신라의 역사적 전성시대를 능가하는 나라가 될 수 있다는 것입니다.

지금의 시대를 디지털 유목민 시대라고 부릅니다. 코로나19로 더욱 가속화되고 있는 21세기 디지털 유목민 시대에 광활한 땅을 종횡무진한 유목민족 고구려 전성시대의 식단에 대해 함께 알아보겠습니다.

저와 함께 타임머신을 타고 우리나라의 최고의 전성기라 할 수 있는 고구려 광개토대왕 시대로 들어가봅시다.

고구려는 북방 유목민족으로 말을 자유자재로 다루고 진취적 기상을 갖고 있었습니다.

말을 자유자재로 다룰 수 있으려면 몸이 가벼워야 합니다. 그리고 짧은 시간에 넓은 영토를 확장하려면 이동속도가 빨라야 합니다. 즉, 몸이 가벼워야 합니다.

가벼운 몸을 유지하려면 밥, 빵, 면 등의 탄수화물 중심이 아니라, 현재 우리나라에서 점증적으로 확대 유행하는 저탄수화물 식단이어야 합니다.

고구려 전성시대에는 쌀, 밀농사가 어려워 들과 산에서 야생동물을 수렵하고, 한반도가 원산지인, 밭에 나는 쇠고기라 불리는 콩 등을 채집하였다고 합니다.

이러한 음식에는 탄수화물이 적고 양질의 단백질이 풍부하였습니다. 자연스럽게 저탄수화물 식생활이 이루어졌습니다.

그리고 이러한 음식을 발효해서 섭취했다고 합니다.

저탄수화물과 발효시킨 음식 등 단백질 중심의 식단은 하루 1~2끼만 섭취해도 배가 고프지 않아 밥, 빵, 면 등의 탄수화물 중심의 하루 3~5끼 식사를 해야 하는 민족보다 더 멀리 빠르게 이동하여 광활한 땅의 주인이 될 수 있었습니다.

지금은 새로운 디지털 유목민 시대로 바뀌고 있습니다.

음식이 바뀌면 운명이 바뀐다고 합니다.

우리 전성기 시대의 고구려처럼 광활한 땅의 주인이 되겠습니까!

아니면 섬나라에 갇혀 노예처럼 살겠습니까!

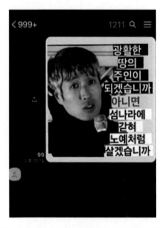

여당 및 야당을 비롯해 진보, 보수 등 각 단톡방 인원 총 10,000명이 넘는 카카오톡방에 올린 글

이러한 고구려 시대 식단으로 강력히 추정되는 저탄수화물 식단은

절대 후회하지 않는 신(新) 유목민 다이어트

젊은 여성층을 중심으로 빠르게 확산되고 있다. 우리나라의 밥, 빵, 면 등 탄수화물 중심 음식 문화가 20~30대, 즉 밀레니얼 세대[9]를 중심으로 우리나라 역사상 전성기라 할 수 있는 고구려 시대의 식생활로 생각되는 저탄수화물 식생활 문화로 빠르게 변하고 있는 중이다.

한번은 유명 백화점에서 직접 구입한 음식을 자유롭게 먹을 수 있는 백화점 내 식당에서 간식으로 과일을 먹고 있었는데, 옆 식탁에서 20대 중반으로 보이는 여성이 돈가스를 섭취하고 있었다. 접시와 그릇에 놓인 고기와 야채 샐러드는 맛있게 먹는데, 군침 도는 흰 쌀밥에는 숟가락을 전혀 대지 않는 모습을 보고 깜짝 놀랐다. '헉! 이 젊은 여성도 탄수화물 제한을 하는 것인가?'

한편으로 남성들도 저탄수화물과 과일 등을 섭취하며 몸 관리를 철저히 하는 모습을 종종 보게 되며, 특히 친환경 과일인 유기농 바나나를 먹는 모습을 자주 보게 된다. 친환경 유기농과 무농약 농산물을 찾는 젊은 소비자층도 빠르게 증가하고, 그에 따라 농업에서도 친환경 농사가 점차적으로 늘어나고 있는 것을 알 수 있다.

'고요함에 지혜가 깃든다'라고 한다. 각종 식품첨가물이 듬뿍 들어있

9) 닐 하우, 윌리엄 스트라우스가 1991년 출간한 『세대들, 미국 미래의 역사』에서 처음 사용한 용어로, 1980년대 초반에서 2000년대 초반에 출생한 세대를 가리킨다. 밀레니얼 세대는 청소년 때부터 인터넷을 사용해 모바일, 소셜네트워크서비스(SNS) 등 정보기술(IT)에 능통하며 대학 진학률이 높다는 특징이 있다. 반면 2008년 글로벌 금융위기 이후 사회에 진출해 고용감소, 일자리 질 저하 등을 겪었고 이로 인해 평균 소득이 낮으며 대학 학자금 부담도 안고 있다. 이러한 경제적 부담 때문에 결혼이나 내 집 마련을 미루는 경우가 많다. 또한 소득이 적고 금융위기를 겪은 세대이기 때문에 금융사 등에 투자하는 것을 꺼리는 편이며, 광고 등의 전통적인 마케팅보다는 개인적 정보를 더 신뢰하는 특징이 있다 (출처: 밀레니얼 세대 - 시사상식사전, pmg 지식엔진연구소).

는 가공식품과 정크푸드, 당 지수가 높은 음식은 번뇌의 원인이 되는 염증을 일으켜 우리 마음이 한시도 조용한 날이 없게 한다.

가공식품, 정크푸드, 당 지수가 높은 음식을 줄이고, 끊고, 멀리하면 우리 몸속의 염증이 감소하고, 번뇌의 근원인 염증 감소로 인하여 마음에 고요함이 생기게 된다. 그 고요함 속에 지혜가 깃들고, 그 지혜가 우리의 운명을 바꾸어줄 에너지원이 될 것이다.

우리나라뿐만 아니라 전 세계적으로 빠르게 확대되고 있는 빈익빈 부익부 현상으로 인한 빈부 격차를 줄이기 위해 경제민주화가 필요하듯이, 시대착오적인 먹거리 관리 정책으로 인한 건강의 악순환으로 10명 중 9명은 건강하지 못한 지금 우리나라에 강력한 먹거리 민주화를 실현하여 **국민 건강 격차를 해소**하기 위한 정부 정책이 간절히 필요할 때이다.

절대 후회하지 않는 신(新) 유목민 다이어트

15

소금을 먹느냐 마느냐
그것이 문제로다

우리 속담에 "소금 먹은 놈이 물 킨다"[10]라는 말이 있다. '모든 일에는 반드시 그렇게 된 까닭이 있다'라는 뜻으로, 음식도 소금이 들어간 음식을 섭취하면 물을 켜듯이 단 음식에 대한 갈망이 일어날 수밖에 없을 것이다.

우리가 매일 섭취하는 음식들을 잘 살펴보면 김치, 콩나물, 시금치나물 등등 각종 나물에는 소금, 간장, 된장, 고추장 등의 양념이 들어간다. 쇠고기, 돼지고기, 닭고기 등을 각종 양념에 재어서 만든 쇠고기 불고기, 돼지고기 불고기, 닭갈비 등과 고등어, 오징어, 새우, 게 등 바다에서 나는 각종 해산물을 소금에 절여 만든 고등어자반, 오징어젓, 새우젓, 게장 등을 살펴보아도 맛깔나는 모든 음식에서 소금이 빠지지 않는다.

흥미로운 건 채소나 과일 등에 자체적으로 들어 있는 소금만 섭취해

---

10)   출처: 고려대 한국어대사전

도, 우리 몸에 필요로 하는 영양분을 얻을 수 있다는 것이다.

한번은 부친께서, "모든 과일, 채소에는 염분과 당분이 있어 과일, 채소만 먹어도 각종 영양분이 있으며, 소나 말 같은 가축은 풀만 먹고도 영양부족으로 아프거나 병들지 않는다"라고 TV 방송에서 보셨다는 말씀을 보태셨다. 그럼에도 불구하고 건강과 관련하여 **소금 섭취**에 대한 논쟁은 생각보다 엄청나다.

결론부터 말하면 필자와 가족은 2014년부터 시작한 무염식이 어느새 7년을 훌쩍 넘었다. 처음에는 무염으로 음식을 섭취하는 것이 무척 힘들었다. 아무런 양념 없이 음식을 섭취하면 먹은 것 같지도 않고, 입에 음식을 넣고 열심히 씹을 때면 머리가 멍하고 현기증이 일어나기도 하였다.

『하루 당분 20g의 기적』(아우름, 2014)의 저자 조희진 님 책에서도 식단 관리를 할 때 무염식을 강조하며, 무염식으로 섭취가 힘들면 소금, 간장 대신 레몬즙을 내어 생채소, 데친 나물, 삶은 고기, 삶은 달걀 등을 먹을 때 소스처럼 찍어 섭취하면 소금과 간장으로 간을 하지 않아도 맛있게 먹을 수 있으며 건강에도 좋다는 것이다.

지금도 소금과 간장 대신 3년 이상 발효시킨 식초나 레몬즙을 내어 삶은 고기나 달걀, 생채소 데친 나물에 조물조물 무치거나 찍어서 먹곤 하는데 레몬의 신맛으로 얼굴이 저절로 일그러지는 건 처음이나 지금이나 변하지 않는 것 같다.

절대 후회하지 않는 신(新) 유목민 다이어트

우리 몸이 산성화되면 피곤해지는데, 산성화된 몸을 알칼리 상태로 전환하여 피로를 풀고자 할 때 강한 알칼리성 과일인 레몬으로 레몬 수를 만들어 섭취하면 좋다. 레몬수의 좋은 점을 들고 백화점이나 마트에서 판매하는 가공 레몬수를 드시는 분들이 있는데, 백화점이나 마트에서 판매하는 레몬수는 가공식품이므로 생(生)레몬을 구입하여 직접 짜서 레몬수를 만들어 섭취해야 한다.

무염식을 원칙으로 하는 필자도 "소금을 꼭 섭취해야 한다"라고 강력히 주장하는 분들에 의해 심적으로 흔들린 적이 있었다. 소금을 반드시 섭취해야 한다고 주장하는 분들은, "소금에는 미네랄이 풍부하고, 몸속에서 피가 썩는 것을 방지해주는 효과가 있어 몸에 꼭 필요하다. 그러나 정제소금은 몸에 좋은 미네랄이 없어 오히려 건강에 안 좋으니 천일염이나 짜지 않은 죽염을 섭취해야 한다"라고들 말한다.

들다 보면 그럴 듯해서 일단 한 번 먹어보자는 생각에 서울 강남에 있는 유명 H백화점 식품 코너와 친환경 전문 판매점에 들러 죽염을 구하려고 하는데, 생각했던 것보다 죽염의 종류도 다양하여 3번 구운 것부터 시작하여 9번 구운 것까지 있었다. 무엇을 고를지 고민 끝에 그중에서 3번 구운 것을 선택하여, 삶은 돼지고기와 소고기, 유기농 닭가슴살 같은 육류와 유기농 달걀, 친환경 또는 유기농 채소와 데친 나물에 조금씩 넣어 섭취하였다. 간만에 소금으로 간한 음식을 맛보니 무염으로 섭취하는 음식보다 너무 맛있어 음식 섭취량이 평상시보다 늘어나고 더불어 몸무게도 하루 1~3kg 늘어났다. 소금은 체내의 수분을 흡수하고, 지방으로 축적되어 하루만에 1~3kg 몸무게가 늘어나 체중에 영향을 주었다.

무염식으로 섭취할 때는 음식의 갈망이 발생하지 않았지만, 소금을 섭취하면서 음식에 대한 집착이 일어나 음식 섭취량도 많아지고 이와 함께 몸무게도 늘어나서 즉시 소금 섭취를 멈추었다. 남은 소금은 잘 보관하여 양치질을 할 때 사용 중이다.

"소금은 꼭 드셔야 한다"라며 소금 섭취를 강조하는 분께 **"소금을 섭취했더니 음식에 대한 갈망이 일어나 식단 관리가 어렵다"**라고 얘기를 했는데, "여러 번 구운 소금을 섭취하면 짜지 않고 좋다"라고 알려주었지만 '내 몸과 마음이 잘 통제되면 다음 기회에 섭취해야겠다'라고 생각하고 계속 소금을 멀리하게 되었다.

다이어트를 할 때 소금 섭취에 대한 갈망을 일으키는 또 다른 강력한 유혹이 있었는데 바로 어지럼증이다.

"어지럼증 때문에 소금을 섭취한다"라고 하는 분도 종종 계신다. 물론 소금을 섭취하여 다이어트에 성공한 사람은 거의 보지 못했는데, 필자 또한 식단을 바꾸면서 가장 힘든 것 중 하나가 이 **어지럼증**이었다.

그래서인지 "어지럼증 때문에 소금을 섭취한다"라는 말에 귀가 솔깃했다. 우리의 체험을 바탕으로 볼 때 다이어트에 성공적인 식단 관리를 위해서는 무염식이 최고 좋은 것 같아 지금도 무염식으로 음식을 섭취하고 있다.

필자와 가족도 어지럼증 때문에 너무 고생하여 그 원인과 해결 방법

절대 후회하지 않는 신(新) 유목민 다이어트

을 열심히 찾아보았다. 임시방편일지 모르지만 양회정 저자님의 『이명, 난청, 어지럼증: 새로운 근원치료법』(메디마크, 2013)에서 언급한, 어지럼증에 효과가 있는 방법을 간략히 정리하고 우리의 방법을 덧붙여 소개하면 아래와 같다.

> 어지럼증이 일어나면 머리를 좌우로 20번 정도 흔들어주고, 아래위로 어지럼증이 약해질 때까지 흔들어주면 확연히 어지럼증이 가라앉는다.

시간이 지날수록 어지럼증의 강도는 약해졌는데 한 2~3년 정도 지나서야 거의 없어졌다. 어지럼증으로 인해서 식단 관리를 그만둘 생각까지 할 정도로 어지럼증은 다이어터들이 가장 두려워하는 것 중 하나이다.

성공적인 다이어트의 최고 장애물인 어지럼증의 원인이 무엇인지 그 원인을 찾고 또 찾다 보니 첫째, **비염이나 중이염**, 둘째, **영양불균형**이 어지럼증을 일으킬 수 있다는 것이었다.

어지럼증의 첫 번째 원인인 비염과 중이염을 완화하는 방법으로 필자가 체험한 것을 소개하자면, 대구나 청어 등 생선을 1주일에 3~5회 식단에 포함시키면 생선에 들어 있는 양질의 오메가3 지방산이 염증을 가라앉히고 어지럼증 완화에 많은 도움이 될 수 있다.

필자와 가족은 식단 관리 초기에 좋은 생선을 구하기도 힘들고, 요리도 번거로워 평상시 생선 섭취를 게을리하였지만, 외식할 경우 꼭 생선구이를 섭취하였으며 특히 고등어, 청어, 메로 등을 먹었다.

체중이 과체중이거나 몸이 피곤하여 만사가 귀찮아서 생선 섭취가 녹록지 않은 분들, 또는 채식을 원하는 분들이나 비린내 때문에, 또는 종교적 이유 때문에 생선을 별로 좋아하지 않는 분들은 '유기농 엑스트라 버진 올리브오일'을 하루에 3~5회 섭취해보는 것도 좋다. 될 수 있으면 값이 비싸더라도 친환경 유기농 올리브오일을 구입하여 섭취하자.

유기농 엑스트라 버진 올리브오일 대신 섭취할 수 있는 것으로 들기름을 강력히 추천한다. 들기름은 생들기름으로 저온 압착하여 뽑은 것을 선택한다. 들기름은 오메가3가 올리브오일보다 40배나 많다고 하여 몇 주간 꾸준히 섭취하기도 하였다. 주의할 점은, 들기름은 뚜껑을 열면 다른 기름에 비해 산패가 빠르게 진행된다고 하니 보관에 특별히 신경을 써야 한다.

비염으로 인해 호흡이 원활치 못하면 어지럼증을 일으킬 수 있다. 양질의 공기로 호흡하는 것은 염증 개선에 가장 좋은 방법이다. 코로 숨을 잘 쉴 수 있도록, 비염에 좋은 퀘르세틴이 풍부한 양파 같은 음식이나 양질의 오메가3가 많은 생선을 식단에 포함하면 좋다.

한편, 몸의 소화기관에서 제대로 소화효소를 만들어 보내지 못하면 몸에 좋은 음식을 섭취해도 무용지물이다. 우리 몸에서 작동하는 소화 메커니즘에 문제가 발생하면 아무리 좋은 음식을 섭취해도 온전히

절대 후회하지 않는 신(新) 유목민 다이어트

영양을 흡수할 수 없게 된다.

온전히 영양을 흡수하지 못하면 영양불균형이 생겨 어지럼증의 원인이 될 수 있다. 또한 화학비료와 농약을 사용하여 재배된 영양불균형 농작물 식재료와 가공식품 등을 섭취하면 음식에 대한 갈망을 일으킨다.

좋은 식재료는 경제적 수요와 공급의 법칙에 의해 일반 식재료에 비해 가격도 비싸고 구입하기도 쉽지 않다. 친환경 식재료로 식단 관리를 시작하는 분이 이처럼 수요와 공급의 법칙이 예외 없이 적용되는 친환경 농산물 식재료를 섭취하게 되면 생활비 중에서 식비의 지출이 늘어난다는 이유로 망설이는 경우가 종종 있다.

이럴 때는 '나쁜 음식을 섭취하면 후에 병이 생긴다. 아파서 병원에 다니며 지불하는 병원비와 약값을 대신하여 제대로 된 음식에 미리 지불하여 건강관리를 한다'라고 생각하면 가격이 비싸도 친환경 농산물 같은 좋은 식재료 구입을 적극적으로 실천할 수 있다.

좋은 식재료를 구입하는 국민에게 국가에서 정책적으로 도움을 주어 친환경 농가도 살리고 국민의 건강을 회복할 수 있도록 힘써야 할 때이다.

16

곡물과 유제품의 진실은
장에서 알려준다

다이어트를 하면서 혼란스러운 것 중 하나가, 건강과 다이어트에 좋은 음식으로 우리가 익히 알고 있는 것들이 역설적으로 건강과 다이어트에 큰 도움이 되지 않는다는 것이다.

그중 대표적인 것은 **곡물**과 **유제품**이다. 곡물 중에서도 쌀을 예로 들자면, "도정된 흰 쌀밥은 좋지 않은데, 현미는 건강에 좋다"라고 하는 말을 누구나 많이 들어 알고 있을 것이다. 반면에 『플랜트 패러독스』(쌤앤파커스, 2018)에서는 오히려 도정된 쌀이 현미보다 좋다고 하는데, 이유는 쌀을 도정함으로써 껍질에 유해한 성분이 제거되기 때문이라고 한다.

도정하지 않은 곡물이 해로운 이유에 대한 설명을 자세히 살펴보면 현미 같은 거친 곡물에 대해 예전에 가지고 있던 상식이 혼란스러워진다.

우리 가족의 식단 관리 원칙은 탄수화물, 특히 곡물을 제한하고 소금을 사용치 않은 무염식 저탄수화물 식단이다. 이러한 원칙을 적용하다 보니, 대중매체에서 뿜어져 나오는 "현미가 건강에 좋다", "유제품이 건강에 좋다"라는 홍보에 대해 다시 생각해보게 되었다. 이런 말들이 거짓은 아니지만, 자세히 들여다보면 진실이 아닌 것들도 많다. **'거짓은 아니지만, 그렇다고 진실도 아닌 것'**이다. 이러한 정보는 곡물을 섭취해야 될지, 섭취하지 말아야 될지 혼란스럽게 하면서 많은 시행착오를 겪게 한다.

그럼 우리를 혼란스럽게 하는 곡물의 진실을 알아낼 수 있을까? '영양가가 많다'라고 하는 곡물을 직접 섭취해보고 정신과 신체에서 일어나는 변화를 확인해보면 바로 알 수 있다.

필자와 가족은 며칠간 밥을 시험 삼아 섭취한 적이 있다. 이상한 말로 들릴 수 있겠지만, 밥을 하루, 이틀, 사흘 동안 섭취하다 보니 정신적으로 우울해지고 무거운 감정이 생겼다. 가장 빠르게 느낀 것은 몸이 무거워졌다는 점이다. 이러한 체험을 통해 곡물에 대한 여러 광고의 유혹으로부터 벗어날 수 있었다.

또한, 탄산음료인 콜라를 끊으려고 시작한 식단 관리 초기에 권장량을 거의 매일 섭취한 우유, 요거트 같은 유제품은 건강식품으로 알려져 있어 별 생각 없이 저지방 또는 무지방 우유를 섭취하였다.

그렇게 유제품을 먹고 나서 몇 개월 지났을 때 오랜만에 묵은 때를 벗기고 싶어 가까운 동네 목욕탕에 갔다. 옷을 하나씩 벗고 큰 거울에 벌거벗은 몸을 비추어 보았다.

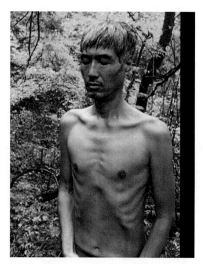

고요한 숲에서 명상하는 필자의 모습

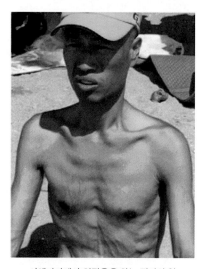

서해바다에서 일광욕을 하는 필자의 형

윤곽이 뚜렷한 쇄골을 보면서 '살이 빠지긴 빠졌는데 엄청나게 빠졌

절대 후회하지 않는 신(新) 유목민 다이어트

네'라는 생각과 함께 일반적으로 살이 빠지면 약해 보이는데 살이 빠져도 약해 보이지 않고, 건강하고 다부지게 보이는 모습에 적응이 잘 되지 않았다.

우리 이미지는 완전히 새롭게 변했지만 동네 대중 목욕탕은 예나 지금이나 변한 것이 없다. 쑥찜 사우나, 온돌 사우나, 그리고 냉탕 등은 옛날 그 모습 그대로다.

식단을 바꾸기 전에는 여러 사람과 부딪히고 만나고 하는 과정에서 생기는 스트레스, 술, 가공식품 등으로 지쳐 있는 몸과 마음에 휴식과 에너지를 충전할 수 있도록 온탕에 들어가 목까지 물에 담그며 평온함을 느끼곤 했다. 쌓여 있던 묵은 피로가 달아나면서 찌든 때를 벗겨내듯이 몸과 마음이 가볍고 상쾌해졌던 기억이 떠올랐다.

오랜만에 사우나에서 땀을 흘렸더니 갈증이 심하게 일어났다. 물을 마시기는 뭐해서 저지방 우유를 구입하여 집에서 마셨는데 순식간에 그 자리에서 1.5L를 벌컥벌컥 마셔버렸다. 한 번에 너무 많이 마셨는지 배에 탈이 나서 설사를 하게 되었다.

유제품이 몸에 안 맞는 경우에는 배에 가스가 차고 더부룩해지며 심하면 설사를 한다고 한다. 이러한 증상이 발생할 때는 당분간 유제품의 섭취를 중지하면 증상이 사라진다. 이러한 증상이 나타나는 이유는 **유제품에 들어 있는 단백질이 사람에게 맞지 않기 때문**이라고 한다.

우유를 가공하여 만든 유제품에 들어가는 첨가물은 우리의 몸에 유해할 수 있으니 많은 양의 섭취는 가급적 자제하거나 섭취를 줄여야 한다. 유제품을 조심해야 하는 또 다른 이유는 젖소에게 먹이는 사료이다. 대량으로 재배하는 값싼 GMO(유전자변형작물) 콩과 GMO(유전자변형작물) 옥수수를 넣어 만든 사료를 먹인 젖소에게서 얻은 우유는 영양 불균형을 일으키고, 사람 몸에 해로운 잔류 농약이 검출될 수 있다고 한다.

유제품 고를 때의 팁을 하나 투척하면, 되도록 사료 대신 목초를 먹인 유기농 유제품을 선택하여 섭취하면 유제품의 건강한 맛과 영양을 느낄 수 있다.

화학비료, 농약, 제초제 없이 원초만을 사용한 우유를 구입하여 섭취해보았다. '목초 먹인 우유'처럼 건강하고 몸에 좋은 먹거리는 가격이 만만치 않으며, 일반 시중에서 적극적으로 홍보하지 않아도 잘 팔리고, 일반 사람들은 구하기가 쉽지 않다.

여러 이유로 장이 안 좋아 배에 탈이 날 경우, 대변의 형태나 색이 좋지 않을 때에는 '무첨가 저지방 플레인 요거트'를 1~2주 동안 섭취하면 상태가 금방 호전된다. 최근에 유명한 백화점에서 발견한 '무첨가 유기농 그릭 요거트'를 구입하여 섭취해보았는데 역시 유기농이 좋다는 것을 몸이 먼저 알아보는 것 같다.

모임에서 소금과 가공식품을 섭취하면서 식단 관리가 어려워지기도 한다. 이때 나쁜 음식에 대한 집착이 강하게 생기는데, 그 집착을 줄이기 위해 유제품을 한 달 동안 매일 섭취한 적도 있었다.

절대 후회하지 않는 신(新) 유목민 다이어트

우리가 섭취하는 음식은 사회생활에서 각 개인 사이 경계의 벽을 뛰어넘는 소통과 공감의 매개물이다.

2018년 노벨 문학상 수상자인 올가 토카르추크(Olga Tokarczuk)는 다음과 같이 말했다.

> 소설은 국경과 언어, 문화의 장벽을 뛰어넘는 심오한 소통과 공감의
> 수단이다.

마치 소설처럼, 좋은 음식 역시 다양한 사람들과의 경계를 허물고, 서로 깊이 있고 통찰 있는 소통으로 진정한 공감을 일으키며 친밀한 유대감을 만드는 수단인 것이다.

누구나 세상을 바꾸고 싶어 하지만
아무도 자신을 바꾸려 하지 않는다

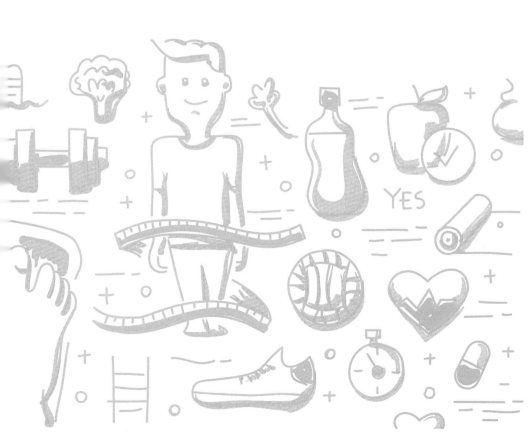

17

다이어트 중 가장 힘든 것은 미움받을 용기

음식은 끈끈한 유대감으로 개인과 사회, 그리고 그 나라 특유의 문화정체성을 형성한다.

탄산음료인 콜라를 끊으려고 시작한 다이어트 중에서 가장 힘들었던 것은 사회생활이다. 많은 다이어터들을 가장 힘들게 하고, 식단 관리를 중간에 포기하게 만드는 것은 사교 모임, 친목 모임에서 빼놓지 않고 따라다니는 중요한 매개체인 바로 '음주'와 '가공된 식재료'로 만들어진 먹거리이다.

비만과 과체중으로 체중 감량을 시도하는 다이어트에 대해 일반인들은 대수롭지 않게 생각하여, 다른 사람들도 하니까 나도 한번 해보자 하는 치기어린 행동으로 생각하는 경향이 강하다. 필자 또한 그렇게 생각하는 경향이 있었다.

하루 한 컵도 마시기 어려웠던 콜라의 양이 어느새 하루에 1.5L를 먹어도 갈망이 채워지지 않아 식단 관리를 시작한 후, 건강의 청신호

절대 후회하지 않는 신(新) 유목민 다이어트

로 살이 빠지고 정상 체중이 되고 나서야 비로소 **비만이 21세기의 흑사병**이라 불릴 만큼 심각한 질병이라는 것을 알게 되었다.

매일 식단을 개선하고 혁신하면서 "내가 인생에서 진정으로 원하는 것은 무엇일까?"라는 의문을 계속 던지며 최종적으로 얻어낸 것은 고대 그리스의 철학자 아리스토텔레스도 말한 **'행복'**이다.

마음으로는 행복을 원하면서 역설적으로 불행의 근원이자 건강에 안 좋은 정크푸드처럼 나쁜 음식을 섭취하여 몸과 마음의 건강을 해치며 결국 불행으로 이끄는 행동이 습관화되어 있는 나의 모습을 발견하였다.

행복을 원하면서도 실제 행동은 그렇지 않은, 즉 불행으로 이끄는 나쁜 식습관을 갖고 있는 모순된 모습을 보면서 정말 끔찍하였다. 어떻게 이런 모순된 일이 일어나는지 의아심이 들기도 하였다. 역설적이면서 모순적인 행위를 바로잡기 위해서는 의식과 무의식의 통제와 관리가 필요했다.

150만 부 이상 판매되어 베스트셀러가 된 『미움받을 용기』(인플루엔셜, 2014)에는 다음과 같은 말이 나온다.

인간은 언제든, 어떤 환경에 있든 변할 수 있어. 자네가 변하지 않은 것은, 스스로 '변하지 않겠다'라고 결심했기 때문이네.

이 말에 고개가 끄덕여질 정도로 공감이 되었다.

'**가공식품 섭취는 불행의 시작이다**', '**나는 행복한 사람이 될 것이다**' 라는 다짐을 노트와 종이에 매일 적어 머리에 익히고 세뇌하였다. 한 편으로는 먹지 말아야 할 치명적인 가공식품을 종이에 적어 머릿속에서, 그리고 무의식에서 그것들을 지워내기 위해 마음에 되새기기도 하였다.

'가공식품은 독약이다. 그러므로 먹지 않는다. 먹으면 죽는다', '가공식품 먹으면 불행! 안 먹으면 행복! 나는 행복하게 살 것이다'라고 매일 종이에 적고 머리와 마음에 새겨넣었다. 가공식품도 사람이 먹는 음식 중 하나인데 너무 지나치다 싶다는 생각이 들 정도로 그것들을 죄악시하고, 독극물로 암시하다 보니 주변 사람들에게는 히스테릭하게 보였을 것이다.

건강이 조금씩 나빠져서 불행의 근원이 되는 나쁜 음식들을 줄이고, 끊고, 멀리한 지 3년쯤 되었을 때, 나쁜 음식은 그것들을 섭취하여 늘어나는 양만큼 신체, 정신, 영혼의 건강과 근원적 행복을 갉아먹는 **불행의 시작이라는 것을 뼈저리게 느끼게 되었다.** 그리고 식단 관리와 통제를 안 했으면 평생 여러 질병과 함께 불행한 삶을 살아가게 되었을 필자와 가족의 운명을 생각하니 소름이 끼쳤다.

우리의 식단 관리를 어렵게 만드는 크고 작은 모임에서 반갑고 정다운 사람들과 모임을 약속할 때 음주와 먹거리를 얘기하면서 만날 장소와 시간을 정하곤 한다.

"오늘 삼겹살 어때!", "치킨에 맥주 한잔! 콜!"

이러한 사적 모임에서, "내가 다이어트를 하는데, 나쁜 음식 먹으면 안 되기 때문에 친환경으로 만든 과일주스 어때! 콜?"이라고 하면 상대편이 어떻게 받아들일지 생각만 해도 너무 어색하고 부자연스럽다.

식단을 혁신하고 바꾸기 시작한지 몇 달 지났을 때 사회생활에서 식단 관리, 통제, 조절을 잘할 수 있는 노하우를 얻기 위해 지인과 상의를 했다. 그 지인은 어렸을 때부터 잔병치레를 많이 해서 건강에 대해 관심이 많고, 먹거리에 많은 지식과 노하우가 있는, 자칭 건강관리 박사였다. 그에게 필자의 상황을 들려주고, 여러 모임에서 거슬리지 않고 성공적으로 식단 관리를 할 수 있는 비법을 알려달라고 했다.
지인은 다음과 같이 말했다.

밖에서 식사할 때 가격은 일반 식당보다 비싸지만 뷔페를 이용하라.

이와 같이 생각지 못한 방법을 알려주었다. **'음식에 대한 선택권'**이 있어 좋은 방법이라 생각하고, 자칭 건강관리 박사인 지인이 추천한, 가성비 좋은 대중적인 뷔페에서 만나기로 하였다. 건강관리 박사님을 만나 건강에 관해서 즐겁게 얘기하며 유익한 시간을 보냈던 기억이 난다.
뷔페에 널려 있는 먹음직한 음식 중에서 먹지 말아야 할 음식을 이것저것 빼고 나니 채소와 과일밖에 먹을 것이 없었다. 식단 관리, 통제 전에 아무거나 가리지 않고 먹을 때보다 몸과 마음이 가볍고 피로감이 없어 기분이 좋았다. 뷔페에서 체험한 **'음식 선택권'**은 성공적인 식단 관리에서 중요한 핵심 원칙이다.

뷔페와 같이 '음식에 대한 선택권'이 있는 백화점 푸드코트에서도 생선구이(단백질), 야채 샐러드(채소), 자몽, 바나나(과일) 등으로 식단을 구성하여 점심이나 간식시간에도 식사를 잘 할 수 있었다.

음식 선택권이 있는 뷔페와 백화점 푸드코트 이용 시 주의할 점은 음식의 갈망에 불을 지피는 각종 소스류를 포함하여 간장, 고추장, 된장, 소금이 들어가는 음식은 멀리하고, 샐러드를 선택할 때 야채 샐러드를 선택한 후 샐러드에 들어 있는 소스는 쳐다보지도 말고 섭취하지 않는 것이다.

음식 값은 좀 많이 비싸지만 음식 관리가 일반 음식점보다 편한 곳에서 식사할 때, 메뉴 주문 시 **"식이요법 중이라서 요리할 때 소금이나 간장 같은 소스를 넣지 말아달라"**라고 주문하면 된다. 요리하시는 분들이 무의식적으로 양념을 넣을 수 있기 때문에 **소금이나 간장, 소스를 사용치 말아달라고 두 번, 세 번 부탁하는 것도 잊지 말자.**

한편, 여러 명이 모이는 회식 자리, 사교 모임, 친목 모임에서는 미리 먹거리 계획을 충분히 짠 다음 모임에 참여하면 식단 관리에 많은 도움이 된다. 먹거리 계획은 모임 전과 모임 중에 간단히 먹을 수 있도록 과일, 채소, 견과류 등을 준비해 가서 무언가 먹어야만 할 때 준비해 간 먹거리를 함께하는 사람들과 나누면 모임이 생각보다 더욱 화기애애해지고 그러한 분위기를 좋아하는 분들이 많아진다.

음식점에서 어쩔 수 없이 음식을 주문할 때는 다른 분들도 무난히 드실 수 있는 것으로 선택하여 주문한다. 그리고 주문한 음식이 나오

절대 후회하지 않는 신(新) 유목민 다이어트

면 주변 분들께 조금씩 나누어드린다. 간혹 "맛이 없어서 많이 안 먹느냐?"라고 묻기도 하는데, "다이어트 중입니다"라고 대답하면, 대화의 주제가 다이어트로 바뀌면서 "자기 가족 중에 누가 다이어트를 하는데…" 하면서 즐겁고 재미있게 대화가 이루어지기도 한다.

가끔 모임이나 식사 자리가 있을 때, 앞으로 일어나지도 않을지도 모르는 상황을 미리 상상하게 되어 지금까지 잘한 식단 관리가 무너지지 않을까 우려되어 '혹시 이 모임으로 인해서 어쩔 수 없이 식단 관리의 원칙에 어긋나는 음식을 섭취하여 나의 소소한 행복이 깨지지 않을까?' 하는 두려움조차 생기기도 하였다. 필자의 경험상 그러한 자리는 피하는 게 상책이다.

다이어트에 성공하려면, 회식 자리, 친구 만남, 가족이나 친척 만남 등 사회적 활동에서 미리 먹거리에 대해 충분히 준비해야 한다. 그리고 식단 관리를 근원적으로 어렵게 하는 소금과 인공 첨가물이 들어 있는, 또는 들어 있을 것으로 생각되는 음식들을 배제해야 한다.

엄격한 식단 관리는 사회적 단절을 가져올 수도 있지만, 사회적 단절에 대한 두려움이 점점 없어지고 전혀 알지 못했던 새로운 세상의 다양한 분들을 알게 되었다. 이와 같은 여러 작은 경험들이 티끌 모아 태산을 이루어 요즘은 새로 만나는 분들과도 자연스럽게 모임을 가지게 된다.

식단 관리, 통제, 조절 초기에는 사회적 단절감에 대한 불안감과 두려움이 자주 발생하였으며, 강력하게 마음의 기만을 일으킨다는 것도 알게 되었다. 그러한 불안감이 생길 때마다, **'행복할래? 불행할래?'**라는 선택의 질문을 나에게 던지며, 단호하게 행복을 선택하곤 했다.

이런 일들이 여러 번 되풀이되고 나서 보니, 사회생활에서 음식 관리로 인하여 발생할 것으로 생각했던 여러 부정적인 감정은 **'마음에서 일어나는 하나의 기만이라는 것'**을 알게 되었다.

행복과 불행 중에 행복을 선택하는 행위에는 용기가 필요하다. 말콤 글래드웰의 『다윗과 골리앗』(김영사, 2020)에서 이러한 용기에 대한 글을 소개하면 다음과 같다.

> 용기는 이미 가지고 있다가 힘든 시기가 닥치면 당신을 용감하게 만들어주는 게 아니다. 용기는 힘든 시기를 헤치고 나와 어쨌거나 그 시기가 그렇게까지 힘들지 않았다는 것을 알게 되었을 때 얻는 것이다.
>
> 우리 모두는 공포를 쉽게 느낄 뿐 아니라 또한 두려운 상태를 겁내는 경향이 있다. 그리고 공포를 극복하면 흥분감이 생긴다. 공습이 벌어지면 극심한 공포에 빠질지 모른다고 두려워해 왔지만 막상 공습이 일어나면 겉으로는 타인에게 차분한 모습만 보여준다. 그리고 안전해지면 예전의 불안과 현재의 안도감, 안전하다는 느낌이 대조를 이루며 자신감이 높아진다. 그런 자신감이 용기의 아버지이자 어머니다.[11]

---

11)　　말콤 글래드웰, 다윗과 골리앗, 김영사, 2020, pp. 168~169.

크고 작은 여러 모임에서 식단 관리를 잘 준비하며 보낸 경험을 통해 식단 관리를 하면서도 사회생활을 더 잘할 수 있다는 자신감이 생기게 되고 긍정적인 용기도 생기게 된다.

마음의 기만은 우리가 생각하는 것보다 엄청난 힘을 가지고 있어서 식단 관리를 할 때 순식간에 여러 유혹이 일어나 우리 행복의 근원인 건강을 빼앗아갈 수 있다.

잘 관리한 식습관을 과거의 나쁜 식습관으로 순식간에 되돌려 놓기 때문에, **"항상 깨어 있어야 한다"**라는 성경의 글이 더 다가 온다. **음식을 통제함으로써 우리가 얻는 최고의 이익은 바로 자유라는 것이다.**

스피노자는 이렇게 말했다.

자신에게 능력이 없다고 믿고 있는 자에게는 모든 것이 불가능하다.

18

고대 이집트 여왕
클레오파트라의 안티에이징

율리우스 카이사르(Julius Caesar)는 역사상 세계 최고의 정치가이자 군인으로서 로마와 지중해 권역을 획기적으로 바꾸었다. 이 기념비적인 역사의 서막은 루비콘 강을 건너면서 시작되었다. 당시 로마의 영웅이기도 했던 그의 강력한 경쟁자 폼페이우스를 파르살루스 전투에서 극적으로 물리치고 로마 최고의 자리에 앉게 되었다. 정치가이자 훌륭한 군 통솔자인 율리우스 카이사르는 말을 매우 잘 타고 진취적이며 인내력이 강했다고 한다.

말을 잘 타고 진취적이며 인내력이 강한 특성은 우리 민족 고구려의 특성을 설명할 때 자주 사용되기도 한다. 말을 잘 타려면 몸이 가벼워야 한다. 말을 잘 타려면 몸이 가벼워야 하고, 따라서 몽고 유목민족처럼 탄수화물을 적게 섭취했을 것이다.

절대 후회하지 않는 신(新) 유목민 다이어트

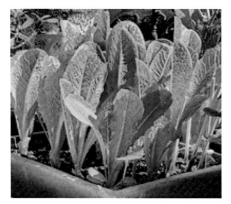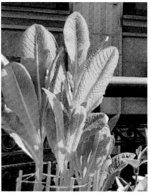

로메인 상추(화분에서 예쁘게 자라고 있는 로메인 상추 사진은 세계 여러 나라에 흩어져 살고 있는
한민족, 특히 고려인들의 권익 신장을 위해 힘쓰는 여성활동가 님이 제공)

또한 율리우스 카이사르는 상추를 즐겨 먹었으며, 그 당시 로마인들
도 상추를 즐겨 먹었다고 한다. 그래서 그 상추 이름을 **'로메인'** 상추라
고 불렀다. 흥미로운 것은 『고구려 음식 문화사』(학연문화사, 2017)에 의
하면 우리나라 고구려시대에도 상추가 유명하고 귀하여 '천금채'라 불
렸으며 중국과의 교역 중 중요한 물품이었다고 한다. 이처럼 한 나라의
음식은 그 나라의 정체성과 중요한 인과관계가 있다.

역사에서 들려주는 상추의 위치가 생각보다 심오하고 크게 느껴져,
율리우스 카이사르가 즐겨 섭취한 로메인 상추에 대해 강한 호기심이
생겼다. 그것을 구입하기 위해 백화점 채소 판매하는 곳에 들렀다.
상추 하면 한두 종류 정도 있을 줄 알았는데 로메인 상추를 비롯하
여 조선 상추, 적상추 등 종류도 많고 그 상추가 그 상추 같아 판매하
는 직원 분께 물어보고 또 물어보아 구입하였다.

여기서 한 가지, 율리우스 카이사르의 연인이자 이집트의 여왕이었던 클레오파트라(Cleopatra)는 종종 영화의 소재로 제작되기도 한다. **또한 클레오파트라의 화장법과 안티에이징**은 과거라는 시간과 이집트라는 공간을 초월하여 지금도 세계 곳곳에서 많은 여성들에게 회자되고 사용된다.

시공간을 초월하여 남녀노소 할 것 없이 인류 최고의 관심거리는 아마도 안티에이징일 것이다. 특히 여성들의 최고 관심사는 **'예쁘다'보다는 '어려 보인다'**이다. 눈가에 주름이 보이면 하루 내내 우울하게 느껴 그 주름 하나 없애려고 총력전을 하게 된다.

"클레오파트라의 코가 조금만 낮았더라면 세계의 역사가 바뀌었을 것이다"라는 말에서 알 수 있듯이, 역사에서 대단한 영향력을 갖고 있는 클레오파트라는 대표적인 **안티에이징의 아이콘**이다.

많은 분들의 최대 관심거리인 안티에이징에 도움되는 팁을 투척하면, 우리가 섭취하는 먹거리에 답이 있다. 1차 산업의 회사는 경제적 이익을 얻기 위해 대량으로 가축을 기르게 된다.

가축을 기른다고 표현하는 것보다 만든다는 것이 더 적절한 표현일 것이다. 동물들이 빨리 자라면 자랄수록 회사의 이익이 커지므로 성장호르몬을 사용하기도 한다. 여기서 주의 깊게 살필 점은 바로 성장호르몬이다.

사람이 성장호르몬을 섭취하면 어떻게 될 것인가? 빨리 성장하고 빨리 늙을 것이다. 이와 같은 성장호르몬은 대량으로 양식하는 생선에도

절대 후회하지 않는 신(新) 유목민 다이어트

사용되고, 과일 같은 것에는 거의 같은 효과가 있는 성장촉진제를 사용한다고 한다. 참고로 성장촉진제는 농약으로 분류된다고 한다.

공급을 효율적으로 하기 위해 인위적인 방법을 사용하여 만든 먹거리를 멀리하고, 자연 친화적인 방법으로 자란 먹거리를 섭취하는 것이 **부작용 없는 안티에이징**일 것이다.

식단 관리를 위해 필자가 직접 식재료를 선별해서 고르고 구입하는데 지식과 경험이 없어 생각보다 매우 힘들었다. 주부, 아니 우리 엄마들의 무거운 존재감에 새롭게 눈을 뜨게 되었다.

주변에서 들은 협소하고 얇은 지식으로 식재료를 구입하다 보니 처음부터 난간에 부딪쳤다. 친환경 유기농 농산물에 대해서는 '농약과 화학비료를 사용하지 않고 기른 농작물'이며 몸에 좋다고는 들었지만, 일부에서는 오히려 '비료 주고 농약을 사용하여 기른 농작물이 영양분이 많아 좋다'라고 하는 말도 들은 적이 있어 무엇을 구입할지 혼란스러웠다.

더구나 농약과 비료를 사용한 일반 농작물은 보기에도 예쁘고 좋아 보인다. 게다가 상추 같은 채소를 비롯하여 수박 같은 과일 가격도 친환경 농산물보다 대략 30% 정도 저렴하고, 어디서나 구입하기 편리해서 처음에는 주로 일반 농작물을 구입하여 섭취하게 되었다.

단백질 중심으로 채소, 과일 등을 섭취하고 가공식품과 탄수화물이 많은 밥과 빵과 면 등을 멀리하다 보니 친환경 농산물을 먹지 않아도 체중은 월 3~5kg 정도 감량되었다. **가공식품과 탄수화물인 밥, 빵, 면이 몸무게를 늘게 하는 원인 1순위**라는 것을 다시 한번 뼈저리게 느낀다.

체중 감량이 되고 건강의 점진적 회복으로 말로만 듣던 **'건강이 최고'**라는 것을 몸과 마음으로 체험하고 나서부터 건강에 관한 책들을 닥치는 대로 읽어보았다. 책에서 알게 된 새롭고 유익한 내용은 메모하고, 바로 식단에 적용하여 몸과 마음에 긍정적이고 역동적인 변화를 느끼면서 새로운 지식과 사실을 체험하는 과정의 즐거움과 식단 관리 및 통제의 기쁨을 고스란히 누리게 되었다.

이러한 과정에서 '친환경 농작물이 개개인과 우리 가정, 지역 사회, 여러 나라 그리고 온 인류에 좋은 영향을 주어 선순환을 이룰 수 있다'라는 것을 통찰하게 되었다. 보기 좋고, 가격은 저렴하고, 언제 어디서나 편리하게 구입할 수 있지만 농약과 화학비료로 재배한 채소와 과일에 익숙해진 몸과 입에 친환경 채소와 과일이 처음엔 맞지 않았다.

가공식품과 밥, 빵, 면 등 탄수화물을 멀리하고 **무염식으로 식단 관리**를 한 후 몇 개월 지나고 나서부터 화학비료와 농약을 사용하여 기른 채소는 친환경 유기농 채소에 비해 입과 몸에 자극을 준다는 것을 알게 되었다. 자극을 준다는 것은 음식의 갈망을 일으킬 수 있다는 것이다.

어렸을 때 재미있게 즐겨본 만화 '뽀빠이 아저씨'에서 올리브가 위기에 처해 있을 때 "살려주세요! 뽀빠이!"라고 소리치면 시금치를 먹고 튼튼해진 뽀빠이 아저씨가 나타나서 곤경에 처한 올리브를 브루투스에게서 구해주는 것을 보고 시금치에 대한 좋은 감정을 갖고 있다. 이러한 시금치는 다른 채소에 비해 나트륨이 많아 소금 대체재로 사용해도 좋을 만큼 좋은 채소이다. 나트륨이 많은 채소로는 샐러리도 한몫 한다. 무염식으로 할 때 소금 대신 이러한 채소들을 활용하면 요리가 더욱 맛깔스러워지고 식단 관리가 수월해진다.

시금치는 생으로 섭취하는 것보다 살짝 데쳐 먹어야 몸에 좋다고 한 다. 또한 시금치는 농약을 많이 치는 농작물이기 때문에 될 수 있으면 친환경으로 기른 것을 구입하여 섭취하면 좋다.

과일 같은 야채인 토마토는 살짝 익혀서 껍질을 벗겨 섭취하면 좋다. 요즘은 품종 개량이 되어 당도가 높은 토마토가 많은데 될 수 있으면 품종 개량이 안 된, 당도가 낮은 완숙 토마토를 주로 먹었다. 갈수록 당도가 높고 가격이 높은 토마토가 많아져, 완숙 토마토가 점차 마트 에서 사라져 구입하기가 힘들어졌다.

토마토 섭취 시 주의할 점은 피부에 아토피, 건선, 습진이 있는 사람 은 토마토와 토마토로 만든 식품을 멀리해야 한다는 것이다. 그리고 가지과 채소인 가지, 고추, 피망 등도 피부에 좋지 않다고 하니, 피부병 으로 고생하는 분들은 참조하시길 바란다.

예전에 필자와 가족도 피부병으로 고생한 적이 있었는데, 특히 가려 움 때문에 여름을 끔찍하게 보낸 적이 있다. 몸에 땀이 날 정도로 덥 고, 피부는 왜 이렇게 간지러운지 생각만 해도 지옥이다. 주변에서 피 부병으로 고생하는 분들 보면 남의 일 같지가 않아서 "식단을 빨리 바 꾸라"라고 권유하고 있다.

여러분 주변에 피부병으로 고생하는 사람이 있다면 존 O. A. 파가노의 책 『건선의 자연치유』(조윤커뮤니케이션, 2016)를 추천한다. 책의 내용을 간단히 요약하면, 건선과 습진의 원인은 '장의 문제'에서 비롯되므로 장을 괴롭히는 가공식품을 끊고 좋은 식재료로 식단을 관리하면 장이 건강하게 되어 피부병이 좋아진다는 내용이다.

필자도 예전에 피부병이 있었는데 식단 변경 후 아토피성 피부병이 거의 없어졌지만 책의 내용대로 식단에 포함된 토마토를 한 달 정도 끊어보았더니 피부가 밝아졌다. 그 이후론 토마토 섭취를 잘 하지 않게 되었다.

"과일은 건강에 좋으니 많이 먹어라!", "과일 당이 몸에 안 좋으니 적당히 먹어라!"와 같은 얘기를 듣다 보면 어떤 것이 사실인지 혼란스럽다. 결론적으로 말하면 적당히 섭취하는 게 맞다고 본다. 그러나 현실에서는 적당히 섭취하는 게 그리 쉽지 않다. 일반적으로 탄수화물 제한 식이요법에서 과일의 하루 적정 섭취량으로 주먹만 한 사과 2개 정도를 제시하고 있다.

우리가 식단을 바꿀 때 가장 중요한 것 중 하나는 음식중독으로부터 벗어나기 위해 **가공식품, 정크푸드를 끊는 것**이다.

가공식품과 저질식품(정크푸드)는 몸에 해로운 화학첨가물도 많고 당 지수도 상당히 높아 중독성이 크기 때문에 끊기도 어렵다. 이러한 가공식품 대신 신선한 과일로 대체하면 끊기가 수월해진다. 필자와 가족은 가공식품을 끊기 위해 겨울에 귤 5kg 한 박스 이상을 매일 먹기도 하였다.

밥, 빵, 면 같은 탄수화물과 가공식품, 그리고 피자, 탄산음료 같은 정크푸드 대신 **과일은 밤늦게 야식, 과식, 폭식을 하여도 한 달에 3~5 kg 체중이 빠지는 것을 보면서** 정크푸드, 가공식품, 밥, 빵, 면 같은 탄수화물이 다이어트와 건강에 매우 좋지 않다는 것을 알게 되었다.

식단 관리 초기에는 가공식품, 정크푸드 대신 과일을 먹을 때 친환경 과일보다 주변에서 편리하게 구입할 수 있는 화학비료와 농약으로 기른 일반 과일을 구입하여 섭취하였다. 일반 과일을 고를 때 주의할 점은 농약과 화학비료를 얼마나 사용했는지가 중요하다.

식단 관리, 통제, 조절 전에는 외부 업무 때 주로 생과일 주스로 딸기 주스를 섭취했다. 고대 로마인들은 딸기를 사랑의 신 비너스의 상징으로 사랑과 정열의 과일이라 불렀다고 한다. 그러나 사랑과 정열의 과일인 딸기는 껍질이 두꺼운 과일보다 잔존 농약이 많을 수 있어 친환경으로 기른 것을 구입하여 섭취하고 있다.

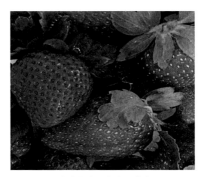

사랑과 정열의 과일 딸기

이러한 이유로 과일은 껍질이 얇은 것보다 두꺼운 것을 선호하게 되었는데, 사과나 배같이 껍질이 얇은 것보다 수박같이 두꺼운 것을 선호하는 편이다. 또 해외에서 수입하는 과일에는 방부제 같은 유해물질 과다 도포 우려가 있어 되도록 수입과일보다는 국내에서 재배한 것을 우선적으로 구매한다.

놀라운 것은, 이러한 세심한 주의에도 불구하고 앞에서도 언급했듯이 과일에도 가축 같은 동물을 대량 사육할 때 사용되는 성장호르몬과 같은 성장촉진제를 사용한다는 점이다. 과일이 다른 것에 비해 유난히 크고, 씨가 다른 것에 비해 없다든지 제철보다 일찍 나오는 과일들은 한번 의심해보자.

우리 몸에 단백질을 공급하기 좋은 음식인 생선은 '오메가3의 왕'으로도 불린다. 생선은 신선한 것이 좋다고 하는데, 신선한 것을 고르기가 쉽지는 않다. 눈이 맑은 것, 비늘이 선명하고 깨끗한 것이 신선하고 좋은 것이라고 들었으나, 실제 구입하려고 보면 그 생선이 그 생선 같다는 생각이 들어 고르기가 쉽지 않았다. 그러나 정기적, 규칙적으로 식재료를 고르고 구입하다 보면 점차적으로 좋은 것을 구하는 방법을 알게 되고 판매하는 분들에게 물어봐서 좋은 식재료 고르는 법을 조금씩 알려주는 것을 잘 듣다 보면 어느새 좋은 생선과 식재료 고르는 안목이 생기는 것을 느끼며 나름 발전해가는 모습을 보면 즐겁다.

생선을 고르고 섭취할 때 염두에 둘 것은 바닷물 오염이 생각보다 심각하다는 것과, 양식으로 기르는 생선은 GMO(유전자변형작물)로 만든 값싼 사료와 항생제, 성장호르몬 등의 문제가 있기 때문에 될 수 있

절대 후회하지 않는 신(新) 유목민 다이어트

으면 자연산으로 섭취하면 좋다는 점이다. 문제는 자연산 가격이 왜 이렇게 비싼지, 좋은 것은 알겠지만 쉽게 손이 가지 않는다.

생선을 섭취할 때는 껍질에 바다 오염물질이 가장 많이 쌓인다고 하여 **생선 껍질을 벗기고 섭취**하고 있다. 필자도 생선구이를 시켜서 섭취할 때마다 껍질을 벗기고 섭취하고 있는데 속이 편하게 느껴졌다.

바닷물 오염에 그나마 안전하고 좋은 지방산이 많다고 알려진 '대구'라는 생선을 알게 되어 기회가 되는 대로 구입하여 섭취하고 있다.

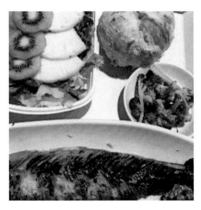

유명 L백화점 푸드코트 생선구이 전문점에서 청어구이를 주문할 때, 식이요법 중이라서 소금이나 간장이 들어가지 않게 해달라고 요청하니 매우 친절한 점장님이 각종 소스와 간장, 초고추장은 빼주고 덤으로 브로콜리 데친 것을 함께 주셨다. 사진은 식사 준비 완료 후 청어의 비늘을 벗기고 샐러드 가게에서 과일 샐러드를, 과일 코너에서 강알칼리성 과일인 자몽을 구입하여 즉석에서 만든 식단이다.

생선의 종류도 중요하다. 식단 변경 초기에는 생선을 고를 때 '어떤 생선을 먹을까?' 고민하면서 망설이다 적당한 걸 고르지 못하고 결국은 육류를 구입한 적이 있었다.

"세계에서 가장 머리가 좋다고 하는 유대인들은 오메가3가 많고 가격도 저렴한 청어를 즐겨 섭취한다"라고 해서 밖에서 식사할 때면 억만장자 부자도 많고 머리도 좋으며 노벨상을 많이 받은 유대인이 즐겨 섭취한다는 청어구이를 주문하곤 한다.

단백질 음식으로 손쉽게 섭취할 수 있는 달걀은 노른자가 너무 노란 것을 멀리하면 좋다. 노른자가 노란 것은 보기에 맛있게 보여 좋은 것인 줄 알았는데, 닭에게 콩과 옥수수로 만든 사료를 많이 주어서 노른자가 노랗게 될 수도 있다고 한다. 특히 사료에는 가격이 저렴한 GMO(유전자변형작물) 콩과 GMO(유전자변형작물) 옥수수가 들어간 것을 사용할 수 있으니 조심해야 한다.

옥수수를 사료로 사용하게 되면 지방산 중에 오메가6와 오메가9의 비율이 높아져 오히려 우리 몸에 염증을 일으켜 해롭게 될 수도 있다고 한다. 달걀도 유기농 달걀이 판매되고 있으니 일반 달걀과 비교해서 확연한 차이점을 체험하는 것도 좋을 듯하다. 친환경 농작물을 애용하는 것이 나의 몸과 우리 가족, 그리고 자연과 건강한 지구를 살리는 지름길이다.

단백질 음식으로 주로 접하기 쉬운 것으로 닭가슴살과 쇠고기, 돼지고기가 있다. 붉은 육류는 기름기가 거의 없는 쇠고기의 우둔, 홍두깨 같은 부위를 섭취하고, 돼지고기는 장조림용을 선호한다. 이와 같이 쇠고기와 돼지고기 같은 붉은 육류를 요리할 때는 찬물에 담가 피를 뽑은 후 삶아서 섭취하고 있다.

절대 후회하지 않는 신(新) 유목민 다이어트

육류성 단백질 대신 밭에 나는 쇠고기이자 식물성 단백질인 콩은 아마도 알레르기 때문인지 모르지만 고대 그리스의 수학자이며 철학자인 피타고라스는 밭에 나는 쇠고기라고 불리는 콩을 섭취하지 않았다고 전해진다.

콩의 유해한 성분은 발효해서 섭취하면 거의 없어진다고 한다. 식물성 단백질 콩을 섭취할 때 필자와 가족은 '국산 유기농 대두'를 구입하여 물에 하루 담근 후에 약 20분 정도 삶은 다음 물에 헹궈서 섭취하기도 하며, 무첨가 발효식품 템페나 낫또를 섭취하기도 하였다.

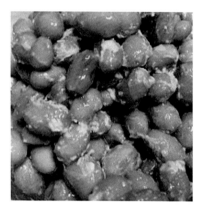

일반 백화점이나 마트에서 판매되는 낫또에는 감미료 등 첨가물이 많아 자원봉사하면서 알게 된
일본 나고야에서 오신 분이 특별히 무첨가, 무염으로 유기농 콩을 발효하여 만든 낫또

일명 밭에 나는 쇠고기인 콩을 삶아서 육류나 생선 대신 단백질을 보충하면 자연스럽게 채식주의가 된다. 채식을 해야겠다는 생각은 없었는데 우연히 삶은 메주콩을 1년가량 식물성 단백질로 섭취한 적이 있었다. 주변에서 "완전 비건"이라고 불러주었는데 그때서야 우리 가족

이 채식주의자처럼 음식을 섭취하고 있음을 알았다.

『짜라투스트라는 이렇게 말했다』의 저자이자 "새롭고 또 다른 너를 만들어 가라", "해석이란 인간의 자유로운 창조행위"라는 말로 인류에 큰 영향을 준 위대한 철학자 니체는 "채식을 할 준비가 된 사람은 사회주의적인 스튜도 먹을 수 있다"라고 했다고 한다.

우리 몸에 맞는 식재료를 구입하여 식단을 관리하다 보니 결국은 채식주의자처럼 되었다. 채식을 할 때 중요한 것은 탄수화물과 소금 및 밀가루, 가공식품은 섭취하지 않아야 한다는 점이다. 건강을 위해서 꼭 채식을 해야 한다고 주장하지는 않지만 탄수화물을 제한한 채식을 해보면 정말 좋다는 것을 느낀다.

19

식단 관리를 할 때
꼭 챙겨두면 좋은 것들

다이어트를 할 때 일반적으로는 운동을 하면 된다고 생각하지만, 이런 생각을 아직도 갖고 있다면 초보 다이어터다. 탄산음료 같은 가공식품을 끊는데, 단순하게 가공식품을 먹지 않으면 될 것 같지만 우리가 생각하는 대로 되지 않고, 오히려 몸무게는 늘어나고 손에는 여전히 끊으려고 했던 가공식품이 들려 있게 된다.

우리가 이러한 문제에 대해 단순한 생각을 가지게 된 근본적인 이유는 모두 정치적인 문제라고 생각한다. 다이어트에 대한 일반적인 생각으로 단순하게 '가공식품을 그냥 안 먹으면 되지'라고, 즉 우리 개인의 의지 문제라고 생각했던 필자에게 가공식품을 끊기 위해서 우리가 섭취하는 음식의 종류와 양을 일일이 기록하는 것은 이해하기 어려운 행위였다. 가뜩이나 바쁘고 피곤한 삶에 음식의 양을 일일이 측정해야 한다니 성가시고 귀찮아서, 그렇게까지 하면서 가공식품을 끊어야 할까 싶어 마음에 내키지 않았다.

예전에 술자리에서 한 선배가 술에 취하지 않고 술 잘 마시는 법을 알려주었는데, "자기가 술을 몇 잔 마시는지 꼭 기억하라는 것"이었다. 이와 마찬가지로 식단 관리, 통제, 조절에서도 무엇을 얼마나 섭취했는지 섭취하는 식재료의 종류와 섭취한 양을 정확히 측정해야 한다.

섭취하는 음식의 종류와 양을 기록한 지 일 년 정도 지나면서 그릇에 담긴 음식의 양을 대충 보아도 무게가 어느 정도인지 알게 되었다. 이를 통해 음식의 통제, 절제가 갈수록 한결 수월해지고 점점 쉬워졌다.

선배가 알려준 술 취하지 않는 방법, 즉 술잔을 세면서 술 먹은 양을 인지하듯 식단 관리, 통제, 조절을 할 때 미리 준비하면 편하고 꼭 필요한 것들이 있다.

첫 번째는 지금은 필자의 애장품 1호가 된 '계량컵'이다.

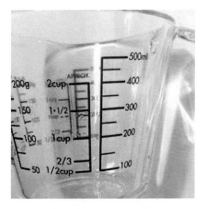

필자의 애장품 1호가 된 계량컵

절대 후회하지 않는 신(新) 유목민 다이어트

하루에 어느 정도의 물을 마시는지 알 수 있어 너무 좋았다. 계량컵은 될 수 있으면 유리로 만든 것을 추천하며 용량은 500㎖로 구입하자.

유리로 된 계량컵을 추천하는 이유는 날씨가 싸늘해지면 물을 데워 마시기 때문이다. 플라스틱 컵은 뜨거운 물을 부으면 유해물질이 녹아 나올 수 있기 때문에 유리로 된 계량컵을 사용하는 게 좋다.

두 번째는 '음식저울'이다.

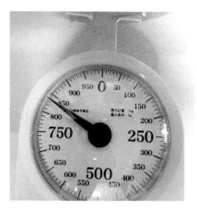

음식저울

하루에 섭취하는 음식의 양을 정확히 알 수 있다. 필자는 식단을 통제, 관리, 조절할 때 사과도 달아보고, 딸기도 달아보고, 삶은 달걀도 달아보았다. 이처럼 음식의 식재료를 모두 달아본 적이 있다. 달걀 같은 경우는 한 개당 50g 나왔다.

음식의 무게를 저울에 달아보니 요즘은 저울이 없어도 음식의 양을 보면 어느 정도 무게가 되는지 기준이 생겨 식단을 통제, 관리, 조절하는 것이 갈수록 쉬워졌다.

세 번째는 '체중계'다.

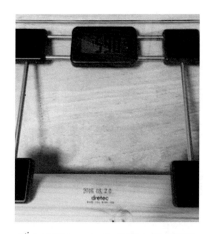

필자의 몸무게 59.0kg을 알려주고 있는 체중계

식단 관리 전에는 아날로그 체중계를 사용했는데, 식단을 통제, 관리, 조절하고 나서부터는 디지털 체중계를 구입하여 **매일 아침 공복시 체중을 체크**하여 체중의 변화를 확인할 수 있어 좋았다.

매일 적게는 300g에서 많게는 2,000g(2kg)까지 줄어드는 것을 확인했다. 이렇게 체중 변화를 알려주는 저울의 몸무게 수치를 보면서, 거울에 비친 나의 모습을 번갈아 바라볼 때의 그 느낌! 그것은 신비 그 자체이다.

마지막은 '식판'이다.

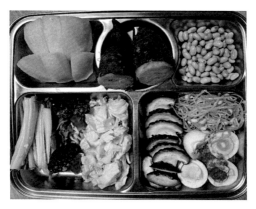

군생활 이후 군에서 사용한 오구 식판으로 식사할 줄은 꿈에도 몰랐다.

　강원도에서 군생활을 했는데, 처음 군에서 식사할 때 눅눅하고 습한 냄새 나는 오구 플라스틱 식판에 음식을 담아서 섭취했었다. 그 당시 식판 왼쪽 아래 큰 공간에는 밥을 담고, 오른쪽에는 국을, 식판 위 맨 왼쪽에는 당일 특별 요리로 나온, 주로 고기 같은 맛있는 것을 담았다. 가운데에는 우유, 요구르트 등을 담고 맨 오른쪽 위에는 김치, 깍두기 등 채소류 반찬을 담았다.

특별 요리 (단백질)	우유, 요구르트	채소 반찬
밥 (탄수화물)		국

군 식단 메뉴

군생활 이후에도 그 당시 섭취했던 음식을 기억하듯이 오구 식판은 우리가 섭취하는 음식을 단백질, 채소, 데친 나물, 과일 등으로 분류하여 **음식의 종류와 양을 통제, 관리, 조절**하기 수월하게 한다.

이처럼 유리로 된 500㎖ 계량컵, 음식저울, 체중계, 5구 식판은 음식의 종류와 양을 측정하는 데 도움이 되었으며, 식단 통제, 관리, 조절로 몸 관리를 할 때 이러한 도구가 매우 유용하다.

눈에 보이지는 않지만 가장 중요한 것 준비물 중 하나가 '마음가짐'이다. 먹지 말아야 할 음식을 섭취하지 않도록 매일 다짐 또 다짐하고 종이에 글로 써서 먹지 말아야 할 음식을 섭취하지 않도록 마음을 단단히 먹는 것이다.

또한 식단을 통제, 관리, 조절할 때 부엌과 냉장고에 있는 일체의 가공식품들을 눈에 보이지 않게 처분하고 신선한 채소와 과일 등을 매일 채우는 것 또한 식단 통제, 관리, 조절 전에 중요한 준비 중 하나이다.

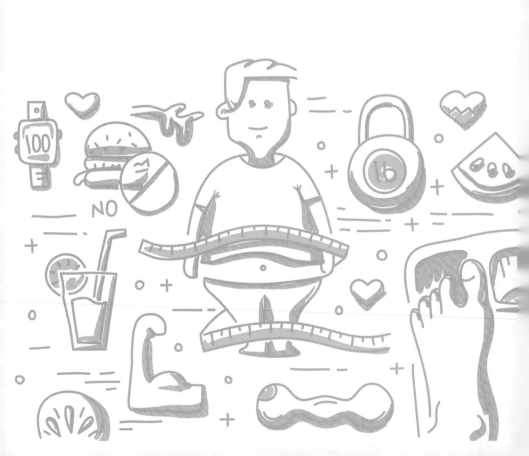

VI

단식하는 사람의 기도는
독수리보다 더 높이 나는 병아리와 같다

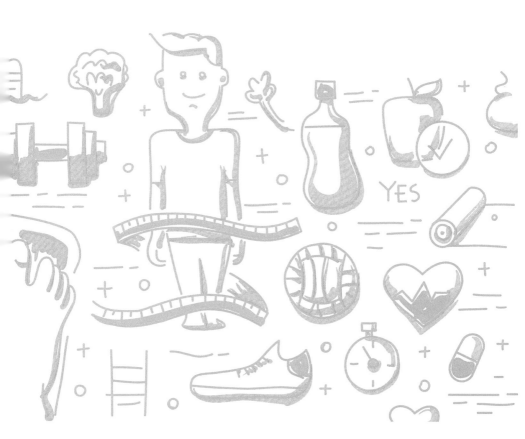

20

단식은 건강에
좋을까? 나쁠까?

우리나라 속담에 '우물 안 개구리'라는 것이 있다. 우물 안에서 생각하고 그것을 진리라고 여기면서 생길 수 있는 오류를 동굴의 비유를 들어 말했던 고대 그리스의 대철학자 플라톤은 신체와 정신의 효율성을 높이기 위해 단식을 했다고 한다.

밥이나 음식을 일정 기간 섭취하지 않는 것을 '금식'이라 하기도 하고 '단식'이라고도 하는데, 이 둘의 정확한 의미를 네이버 국어사전에서 찾아보면 단식과 금식은 같은 행위이지만 확연한 차이가 있다는 것을 알 수 있다.

금식은 '치료나 종교, 또는 그 밖의 이유로 일정 기간 동안 음식을 먹지 못하게 금해짐. 또는 먹지 않음'이다.

단식은 '일정 기간 동안 의식적으로 음식을 먹지 아니함'이다.

누군가는 "밥이나 음식을 일정 기간 섭취하지 않는 '단식'이 건강에 좋다"라고 하고, 어떤 분은 "'단식'은 건강에 안 좋으니, 하루 세 끼 영

절대 후회하지 않는 신(新) 유목민 다이어트

양을 골고루 챙겨 먹어야 한다"라고 한다.

일부 종교에서는 특정일에 '금식'을 하도록 되어 있다. 『악마는 존재한다』(가톨릭출판사, 2020)에서 에바그리우스 폰 테쿠스는 다음과 같이 말한다.

> 단식하는 사람의 기도는 독수리보다 높이 나는 병아리 같고 대식가의 기도는 어둠에 휩싸인다. 구름은 태양의 빛을 가리고 음식은 정신을 흐리게 한다.

필자도 종교적으로 '금식'을 여러 번 시도했지만, 배고픔에 대한 고통과 불쾌감으로 "내일부터", "다음 기회에"라고 다짐하며 그럴듯한 여러 핑계를 만들어 매번 미루다 보니 금식을 제대로 실천한 적이 없었다.

'금식'이란 참 힘든 행위이며 하루 한 끼 금식도 건강에 안 좋을 수 있겠다는 생각을 하였는데 식단을 통제, 관리, 조절하고 몇 개월 지나 **금**식의 앞 글자 **금**과 같은 **금**요일에 '하루 **금**식'하던 것을 조금 개선하여 무리하지 않게 **금**요일 아침만 '한 끼 **금**식'하기로 정하고 실천하였다.

꾸준히 한두 달간 매주 금요일 아침에만 금식을 하다 보니 아침뿐만 아니라 점심까지도 자연스럽게 금식을 해도 무리가 없어 좋았다. 매주 금요일마다 아침 한 끼, 점심 한 끼 금식뿐만 아니라 어떨 때는 하루 세 끼 금식을 해도 될 만큼 내공이 쌓였다. 요즘은 심신에 무리가 없을 만큼 매주 금요일 아침과 점심 두 끼만 금식하고 있다.

규칙적으로 할 수 있을 만큼만 무리 없이 하다 보면 금식이 건강에도 좋다는 것을 알 수 있었는데, 특히 **머리가 맑아지고 마음이 평안해져 정신 건강에 많은 도움이 된다**는 것을 알 수 있었다.

　최근 대중화되고 있는 **간헐적 단식**은 금일 식사 후부터 익일 식사 때까지 **12시간 이상 공복을 유지해주는 것**이다. "간헐적 금식으로 인한 공복은 치매에도 좋다"라고 한다. 또한 아침 식사와 점심 식사를 하지 않으면 식사하는 데 들어가는 시간을 자기만의 시간으로 활용할 수 있어 바쁜 현대 사회에 귀한 시간을 더 많이 갖게 되어 좋다.

　시간이 부족한 현대 사회에서 시간 활용법 관련 책들이 베스트셀러가 되고 있다. 간헐적 단식을 하게 되면 **양질의 시간을 확보**하게 되어 시간 관리를 효율적으로 할 수 있도록 새로운 패러다임 전환이 일어난다.

　이러한 단식, 금식, 간헐적 금식이 어려울 땐 일반적으로 섭취하고 있는 탄수화물을 줄이고 그만큼 단백질이나 양질의 지방과 채소와 과일 등으로 대체하여 섭취하다 보면 간헐적 금식을 비롯하여 단식도 무리 없이 해볼 만하다. 주의할 점은 식단 관리 또는 식이요법을 할 때에는 의외의 일들이 발생하므로 경험이 많은 분이나 전문가의 조언에 따라 실시하면 많은 도움을 받을 수 있다.

　식단 관리를 하고 4년 지나서 3박 4일 동안 '배고프지 않은 효소 단식 프로그램'에 참여한 적이 있다. 일반 음식은 섭취하지 않고, 공복 때 효소를 섭취하여 단식을 하는 것이었다. 배고플 만하면 효소를 섭

　　　　　　　　　　　절대 후회하지 않는 신(新) 유목민 다이어트

취하여 배고픔의 고통은 거의 없이 몸속의 숙변을 빼주었다.

효소 단식을 하려는 분들께서 주의할 점은, 효소는 무엇으로 만들며 어떤 성분이 들어 있는지 확인해야 한다는 것이다. 음식의 갈망을 일으킬 수 있는 화학 첨가물이 있는지 꼭 살피고 난 후에 효소 단식 체험을 하는 것이 좋다.

필자가 참여한 단식 프로그램에 사용된 효소는 발효 박사로 불리는 분께서 만든, 3년 이상 된 도토리 발효차와 산에서 나는 산야초를 5년 이상 발효하여 만든 효소를 사용하였다. 설탕으로 발효하여 만들어진 효소는 달아서 좀 많이 섭취하였는데, 술 먹은 것처럼 머리가 띵해지더니 잠이 쏟아져 한숨 자고 나니 개운해졌다.

단식도 무리하지 않고 자기가 할 수 있을 만큼만 하다 보면 몸과 마음에 엄청난 변화를 느낄 수 있다. 단식은 신체와 정신 건강 이외에도 생각지도 않은 **양질의 시간**을 부산물로 얻는 것이다.

21

다이어트의 숨은 복병,
전자파와 수면 환경 그리고 식사 시간

건강하게 체중을 감량하려면 식단의 통제, 관리, 조절이 제일 좋다는 것을 실감할 수 있다. 식단을 열심히 관리, 통제, 조절했는데도 불구하고 생각보다 잘 안 된다든지, 효과가 미미하다면 **TV 시청 시간, 컴퓨터 사용 시간, 스마트폰 이용 시간** 등 전자기기 이용 시간을 확인해보자.

각종 전자기기에서 나오는 전자파는 몸에 염증을 일으킬 수 있으며, 염증은 음식의 갈망을 일으켜 식단의 관리, 통제, 조절을 어렵게 한다. 전자파가 나오는 전자기기에서 약 2m 정도는 떨어져 있어야 하며, TV를 시청하거나 컴퓨터와 스마트폰을 사용할 때 시간을 정해놓고 사용하는 것도 좋은 방법이다.

전자파도 문제지만 TV나 컴퓨터, 스마트폰에서 노출되는 정보나 광고 등에서 나오는 먹거리의 이미지, 그리고 그것들을 상상하게 하는 것들이 정말 많아서 우리도 모르는 사이에 마음의 기만을 일으켜 식단 관리가 매우 어려워진다. 식단 관리를 할 때 TV 시청 및 인터넷, 모바일의 사용을 엄격히 통제하고 관리하는 것이 식단 관리에 큰 도움이 된다.

스마트폰도 TV와 같이 조심해야 하며, 스마트폰의 무선 인터넷을 사용치 않을 경우는 연결을 끊어놓고 엘리베이터 안에서는 통화를 자제하는 것도 전자파로부터 몸을 보호하고 식단의 통제, 관리, 조절에 도움을 준다.

전자파가 나오는 전자기기 사용을 줄이면 불면증 개선에 도움이 된다고 한다. 필자의 경험으로는 하루 2시간 미만이면 가장 좋고, 스마트폰을 사용할 때는 20분 사용 후에 5분 이상 휴식을 갖고 잠자기 2시간 전까지만 사용하는 것이 좋다.

필자는 초기 식단 통제, 관리, 조절 때는 시간을 엄격히 지켰다. 체중 감량과 함께 건강이 좋아지고 나서 예전만큼은 아니지만 하루에 전자기기 사용시간을 엄격히 통제하고 있다.

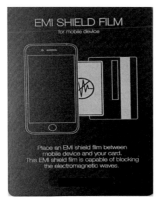

스마트폰에 부착한 전자파 차단 카드

현대인의 필수품인 스마트폰에서 나오는 파란 불빛 **블루라이트**는 사람의 감정을 우울하게 한다. 이러한 전자기기 불빛이 우리 인체에 자주 노출되면 심신에 좋지 않을 것이다.

스마트폰 설정에서 블루라이트 차단 기능을 실행하고, 블루라이트 차단 기능이 없으면 앱을 설치하여 블루라이트를 차단하는 것이 좋다.

불면증으로 고생하는 분들이 의외로 많은데 식단의 관리, 통제, 조절을 어렵게 하는 요인으로 수면환경이 좋지 않은지 확인해보아야 한다. 좋은 잠은 건강에 매우 유익하다. 하루 동안 열심히 살다 보면 본의 아니게 좋든 싫든 스트레스가 생기게 된다. 저녁 식사 중에 스트레스를 주제로 대화를 한 적이 있다.

"스트레스 때문에 나쁜 음식을 먹는 건지, 아니면 나쁜 음식으로 인해서 스트레스를 받는 것인지."

토론 같은 대화를 하면서 얻은 결론은 **나쁜 음식으로 인해 몸의 면역력이 약해져 스트레스, 즉 주변 환경 변화에 영향을 잘 받게 된다는 것**이었다.

예를 들자면, 두 사람에게 똑같이 불쾌한 원인을 주었는데 한 명은 그 불쾌한 원인에 반응하고 또 다른 사람은 아무렇지 않게 행동하는 것은 무슨 이유일까? 반응하지 않은 사람이 반응한 사람에 비해 면역력이 좋다고 추측할 수 있다. 인도의 환경운동가며 여성인권운동가 반다나 시바는 다음과 같이 말했다.

스트레스는 나쁜 음식에서 오는 결과다.

음식과 마찬가지로 우리 심신이 활동하면서 생긴 독소와 피로를 해독해주는 시간으로 수면 활동은 매우 중요하다. 좋은 잠을 자려면 조용하고 아늑한 주변 환경이 매우 중요하다. 좋은 꿀잠의 조건은 다음과 같다.

첫 번째, **주변이 조용해야 한다.**

매년 층간소음으로 인해 이웃 간의 다툼이 일어나는 것을 뉴스에서 본다. 남의 일 같지 않았다. 아파트에 살 때 윗집, 아랫집, 옆집 사이에서 필자도 모르게 내는 소음으로 서로에게 소음 피해를 주었는데 주변 이웃과 적극적으로 대화를 해서 층간 소음을 해결했던 적도 있다. 적극적으로 집 주변 소음을 해결하여 조용한 잠을 잘 수 있도록 하자.

두 번째로, **주변이 어두워야 한다.**

창문으로 차의 전조등이나 가로등 및 기타 불빛이 들어오지 않게 커튼이나 블라인드로 차단하여 잠자는 공간을 어둡게 하면 잠도 살 오고 멜라토닌처럼 건강에 좋은 호르몬도 많이 나온다고 한다.

집 환경을 어둡게 하기 힘들다면 수면안대를 사용해보는 것도 좋을 것 같다. 필자도 몇 번 사용해보았는데, 어두운 것은 확실한데 얼굴이 좀 불편해서 요즘은 잘 사용하지 않지만 어쩔 수 없는 경우에는 사용해보아도 좋을 듯하다.

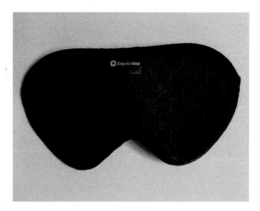

필자가 사용해본 수면안대

세 번째, **잠자기 2시간 전 음식 섭취를 마무리한다.**

섭취한 음식물이 몸에서 소화되려면 약 2시간 이상의 시간이 필요하다. 소화되지 않은 음식물이 위 속에 있으면 숙면을 취하기가 어렵고, 안 좋은 꿈을 꿀 수도 있어 숙면을 취하기가 어렵다. 최소한 잠자기 2시간 전에 음식 섭취를 마무리하면 좋다.

절대 후회하지 않는 신(新) 유목민 다이어트

해야 할 일부터 실행에 옮기면
어느 순간 불가능한 일을 성취하게 된다

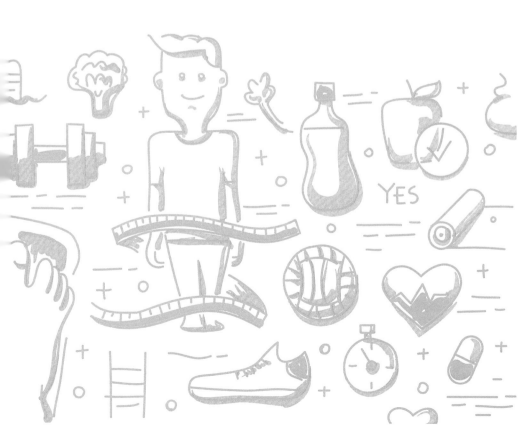

22

식단의 관리, 통제, 조절 후
가벼워진 존재의 깨달음

EBS 방송에 소개된 『중졸 삼부자 공부법』(휴먼더보이스, 2019) 내용 중에서 공감했던 글을 소개하자면 다음과 같다.

과거는 하나도 바꿀 수 없지만 미래는 통째로 바꿀 수 있습니다.

미래를 통째로 바꿀 수 있는 가장 좋은 방법 중 하나는 식단 관리이다. 미래의 변화를 객관적으로 확인할 수 있는 방법은 일단 식단을 통제, 관리, 조절하기 전에 가까운 병원이나 보건소에서 혈액검사를 받아보는 것이다. 그리고 식단 통제, 관리, 조절 후 3~5개월 내에 다시 혈액검사를 받아보면, 식단 통제, 관리, 조절 전과 후 혈액을 비교해 식단통제, 관리, 조절이 잘 되었는지, 부족한 점은 무엇인지를 객관적으로알 수 있을 뿐 아니라 식단 관리의 장단점을 알 수 있게 해준다.

필자와 가족의 건강상태를 식단 관리, 통제, 조절 前과 後로 비교해

절대 후회하지 않는 신(新) 유목민 다이어트

보면 다음과 같다.

식단 관리, 통제, 조절 前에는 매년 환절기 전후로 감기몸살에 걸려 병원에 가서 주사 맞고, 약 먹고 2주일 정도 지나면 감기몸살이 없어지고 평상시와 같이 활동했었다. 체중이 과체중을 넘어 비만 가까이 되었을 때는 허리가 아파 한의원에서 가서 1~2주일 정도 부항도 뜨고 침도 맞았다.

아버지께서는 고혈압, 신경통, 다리 통증 등으로 고생하였고, 무릎과 무릎 사이가 벌어져 'O' 자 다리로 걸어다니셨다.

형은 고혈압, 허리 통증, 안압이 높아서 약을 처방받기도 하였다. 특히 허리 통증으로 활동이 불편해서 한의원에서 봉침 외에 각종 치료를 받기도 하였다.

『중졸 삼부자 공부법』(휴먼더보이스, 2019)의 "과거는 하나도 바꿀 수 없지만 미래는 통째로 바꿀 수 있습니다"라는 글처럼 식단의 관리, 통제, 조절 후 미래가 통째로 바뀌게 되었다.

식단 관리, 통제, 조절 後에는 매년 환절기면 걸리던 감기몸살에 걸리지 않는다. 식단 관리 초기에 약간의 몸살 기운이 있었지만 생강차, 유자차 몇 잔 마시고 좋아져 병원에 가지 않고도 몸살과 감기는 이겨낼 수 있었다.

식단을 통제, 관리, 조절하는 것이 '만병통치약'이라는 생각이 들 정도로 **머리카락이 두꺼워지고, 머리에 윤기가 흐르고, 발에 있던 가려운 습진도 사라졌다. 고혈압도 사라졌다. 요통이 사라졌다.**

"애야 비 오려나 보다"의 대명사인 신경통으로 고생하시는 아버지께서도 신경통이 거의 없어져 비가 오는 날에도 거의 약을 드시지 않게 되셨다. 칼슘 부족으로 나타나는 우리 부모님들의 대표적인 증상, 즉 무릎과 무릎이 벌어졌던 'O' 자 다리가 정상으로 돌아왔다.

『구석기 다이어트』(황금물고기, 2012)에 의하면 곡물류를 많이 섭취하면 칼슘 부족이 생길 수 있다고 한다. 반대로 생각하면, 탄수화물을 제한하여 칼슘의 부족을 예방할 수 있다고 생각할 수 있다.

또한 미래를 통째로 변화시킨 필자의 형님도 체중이 100kg에서 60kg 대로 줄면서 고생하던 허리 통증이 게 눈 감추듯 사라졌다. 또한 고혈압이 정상으로 돌아왔고, 안압도 정상으로 회복되었다.

식단을 관리, 통제, 조절한 후 가족의 건강 변화를 보면서 나쁜 음식은 만병의 근원이라는 말이 새삼 다시 다가왔다.

"음식이 바뀌면 운명이 바뀐다"라고 한 일본의 대사상가이자 운명학자인 미즈노 남보쿠의 말이 피부로 느껴진다. 오랫동안 식습관이 안 좋았음에도 불구하고, 음식만 바꿔도 심신이 건강해진다는 것이 새삼 놀랍기만 하다.

음식은 우리의 몸과 정신에 영적으로 매우 밀접하게 연결되어있다. 식단을 관리, 통제, 조절하기 전에 알고 있던 신체적 건강이라는 개념과 완전 다르게 건강에 대한 인식은 신체뿐만 아니라 정신과 영적 건강을 포함하여 관리해야 한다.

이와 더불어 더욱 즐거운 변화는 식단 관리, 통제, 조절로 느끼고 얻

절대 후회하지 않는 신(新) 유목민 다이어트

은 **체험 자산**으로 역사인식에 대한 새로운 관점이 생겨 동서고금 국가의 흥망성쇠를 다양한 시각으로 바라보게 되었다.

'과거는 하나도 바꿀 수 없지만 미래는 통째로 바꿀 수 있습니다'라는 말처럼 우리의 식단을 바람직하게 바꾸기만 하면 개인은 물론 사회, 국가의 미래가 통째로 바뀔 것이다.

23

'밭에서 나는 쇠고기' 콩의 불편한 진실과 반전

우리의 건강을 해치는 식품으로는 일반적으로 섭취하는 밥, 빵, 면과 같은 탄수화물에서부터 가공식품, 패스트푸드, 저질음식(정크푸드) 등이 있다. 이러한 음식을 줄이도록 식단을 통제, 관리, 조절하면서 삶은 메주콩, 두부, 삶은 닭가슴살, 돼지고기(기름기 없는 장조림용), 쇠고기(기름기 없는 우둔이나 홍두깨살), 생선 등의 단백질 섭취가 전보다 2~3배 늘었다.

특히 육류 섭취가 늘어났는데도 불구하고 체중은 계속해서 매일 줄어들어 예전에 익히 알고 있던 '고기 먹으면 살찐다'에 대한 생각에 혼란이 일어났다.

필자와 가족들은 육식을 그다지 좋아하지 않아 육류 대신 식물성 단백질인 콩 대두를 섭취하면서부터 자연스럽게 채식주의자가 되었다. 채식주의자가 되려고 했던 것은 아니었는데, 식단을 통제, 관리, 조절하면서 고기는 없고 전부 채소, 과일, 삶은 메주콩이 식판에 풍성히 있는 것을 보고서 '완전한 채식주의자'라 불리는 비건이 되었다는 것을 나중에 알게 되었다. 식물성 단백질인 콩의 섭취는 필자와 가족을 자연스럽게 채식주의로 이끌어주었으며 식단을 더욱 정갈하게 해주었다.

'밭에서 나는 쇠고기'라고 불리는 식물성 단백질 콩에도 여러 종류가 있는데, 그중에서 필자가 강력히 추천하는 콩은 메주콩 또는 노란콩이라 불리는 백태이다. 백태는 탄수화물이 적고 단백질과 지방이 풍부하다. 그러나 콩을 볶아서 갈면 콩에 들어 있는 성분이 변형되어 건강에 안 좋은 성분으로 변할 수 있다고 한다.

하루 정도 물에 담가둔 다음, 삶아서 물에 잘 헹군 후 섭취한다. 밭에서 나는 쇠고기임에도 불구하고 콩을 많이 섭취하면 정신 및 뼈 건강에 중요한 성분인 칼슘 부족을 일으킬 수 있다고 한다. 또한 콩에 들어 있는 '렉틴'이라는 성분은 몸에 알레르기 반응을 일으킬 수 있으므로 몸에 맞지 않으면 억지로 섭취할 필요는 없다.

밭에서 나는 쇠고기 콩에 들어있는 렉틴의 성분을 없애고 양질의 단백질과 지방을 온전히 섭취할 방법이 있는지 알아보다가 바른 먹거리 시민운동 단톡방에서 『채식치유학』(서리태, 2018)의 저자 이광조 박사님께서 알려준 방법을 소개하면 다음과 같다.

> 콩을 삶아서 섭취하면 렉틴이 30% 제거되고, 삶은 후 발효해서 섭취하면 거의 100% 제거된다.

이 글을 보고 필자는 "유레카!"를 외쳤다.

우리가 쉽게 구입할 수 있는 콩 발효 음식으로는 무엇이 있을까? 된장은 아니고 메주를 먹어야만 하는가 생각하니 도저히 마땅한 게 없었는데, 『채식치유학』(서리태, 2018)의 저자 이광조 박사님은 인도네시아 전통 콩 발효 음식인 템페를 직접 만들고 판매하고 있어 구입해서 섭취해보았다.

콩 알레르기가 있는 지인께 소개했는데 콩 알레르기 때문에 콩 음식을 섭취하지 않던 지인이 콩 발효 음식 템페를 섭취한 후 "템페를 섭취해도 콩 알레르기가 없었다"라며 신기해하면서 좋아하는 모습을 보았다. 또한 콩은 단백질과 지질이 많아 저탄수화물 고지방, 즉 '케토제닉'으로 식단 관리할 때 많은 도움이 된다.

우리가 살고 있는 한반도와 만주는 콩의 원산지이다. 『고구려 음식문화사』(학연문화사, 2017)에서는 우리나라 전성기 시대라 할 수 있는 고구려시대에는 날것도 아니고 그렇다고 익힌 음식도 아닌 발효 음식이 일상화되었다고 한다. 콩이나 채소뿐만 아니라 고기도 발효해서 섭취했을 것으로 보고 있다.

아마도 고구려시대의 콩 발효 음식으로는 인도네시아 전통 음식 템페와 일본의 콩 발효 음식 낫토의 중간 정도로 우리나라에서 자주 접하는 생 청국장과 같은 음식이었을 것이다.

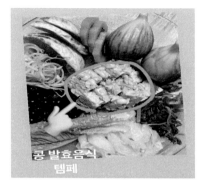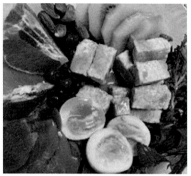

콩 발효 음식 템페로 구성하여 만든 저탄수화물 식단

한편 입이 까다로운 분들이 매우 좋아하는 치즈보다 더 치즈 같은 두부치즈 만드는 법을 『古家』(기역, 2011)의 저자 김현숙 대표님의 책에서 인용하였다.[12]

● 재료 및 분량
두부 2모, 메줏가루 600g, 고운 고춧가루, 천일염 1/2큰술

● 만드는 법
① 두부를 볼에 넣고 메줏기루, 고운 고춧가루, 천일염을 넣고 주물러 버무린다.
② ①의 버무린 두부를 항아리에 꼭꼭 눌러 담고 천으로 뚜껑을 하여 덮는다.
③ 15일 정도 그늘진 곳에서 숙성시켜 보관한다.

---

12)   김현숙, 古家 열두 달 발효 상차림, 기역, 2011, p. 97.

두부치즈 만드는 법이 너무 간단하고 쉬워 바로 만들고 싶어지는 레시피 중 하나이다. 참고로 김현숙 대표님은 "고춧가루 대신 허브(바질) 잎을 넣어도 너무 좋다"라고 말하시곤 한다.

밥, 빵, 면과 같은 탄수화물을 줄이고, 끊고, 멀리하다 보니 단백질이 많은 육류와 콩 섭취가 자연스레 늘어나게 되었다. 채식을 하는 분들은 식단에서 밀가루나 쌀 같은 탄수화물을 줄이고, 콩 발효 음식을 포함시켜 **저탄수화물 채식 식단**을 몸소 체험하면 더욱 좋을 것이다.

견과류인 줄 알고 섭취했던 땅콩은 콩과 식물이며 견과류가 아니므로 섭취를 조심해야한다. 필자 또한 이러한 사실을 모르고 땅콩을 견과류라 생각했다. 추운 겨울에 열량이 부족하여 추울 때마다 볶음 땅콩을 섭취했었다.

너무 많이 섭취했는지 모르지만, 콩류에 들어 있는 유해한 성분이 몸의 칼슘을 부족하게 했는지 걱정, 불안, 초조, 공포 같은 부정적인 감정을 일으켰던 경험이 있다. 이러한 이유로 최근에는 추워도 땅콩을 잘 섭취하지 않는다.

24

우리의 저탄수화물 식단
완성 과정

『사람은 무엇으로 사는가』, 『바보 이반』 등을 저술한 러시아의 대문호 톨스토이는 다음과 같이 말했다.

누구나 세상을 바꾸고 싶어 하지만 아무도 자신을 바꾸려 하지 않는다.

어쩌면 **우리는 우리 자신의 어디를 어떻게 바꾸어야 할지 모르고 있는지도 모른다.**

조금씩 늘어나는 탄산음료 콜라 섭취량이 매일 늘어나 1.5L 가까이 마셔도 갈증이 해소되지 않았다. 그냥 안 먹으면 될 것 같지만 언제나 '내일부터'라고 다짐하며 미루던 지난 시간이 어느새 몇 년이 되어가고 있었다.

케이 쉐퍼드의 『음식중독』(사이몬북스, 2013)에서는 필자와 같이 특정 음식 통제가 안 되는 원인을 '중독'이라 보고 있으며, 이를 고치기 위해서는 식단을 바꾸어야 한다고 했다. 즉, 나의 어떤 부분을 어떻게 바꾸어야 할지 알게 된 것이다.

지금도 책에서 나온 식단 구성표를 기준으로 식단을 만들어 음식을 섭취하고 있다. 케이 쉐퍼드의 『음식중독』에 나와 있는 식단 메뉴표는 탄산음료 콜라를 끊는 것치곤 복잡하지만 웬만한 다이어트 식단보다는 간단하고 핵심을 잘 알려줘 누구나 쉽게 따라 할 수 있어 좋았다.

『음식중독』에서 알려주는 식단의 구성을 간단히 정리하면 아래와 같다.

---

① 단백질
② 탄수화물 함량이 높은 채소, 곡물
③ 생채소
④ 데친 나물
⑤ 과일
⑥ 견과류 등

『음식중독』에서 강조하는 식단의 재구성

이와 같은 식단을 지키도록 노력했으며, 그렇지 못한 경우에도 크게 벗어나지 않도록 노력하였다. 필자와 가족이 식단 관리, 조절, 통제 전에 섭취하던 음식에서 몇 개만 바꿨을 뿐인데도 놀라운 효과가 있는

절대 후회하지 않는 신(新) 유목민 다이어트

식단 구성을 간단하게 표로 정리해보면 다음과 같다.

밥	밥, 빵, 면 ↓ 탄수화물을 1/2로 줄인다. 줄인 만큼 단백질로 대체한다. ↓ 1/2 줄인 탄수화물 + 단백질
국, 찌개	공장에서 대량으로 만든 된장, 간장, 고추장 등 사용 ↓ 국, 찌개의 식재료 고기와 채소는 삶아서 단백질과 데친 나물로 섭취한다. ↓ 1/2 줄인 탄수화물 + 단백질
밑반찬	소금 또는 간장, 고추장 등이 들어간 젓갈, 나물, 김치 등 ↓ 소금 빼고 채소는 데쳐서 나물 또는 생채소 샐러드로 섭취한다. ↓ 생채소 샐러드, 데친 나물
주전부리	탄산음료, 과자, 빵, 피자, 떡, 치킨 등 배달음식 ↓ 과일, 견과류, 좋은 기름 등으로 대체한다. ↓ 과일, 견과류, 틈틈이 좋은 기름 섭취
외식	고깃집, 중국집, 일식집, 이탈리아 음식점, 카페 등 ↓ 음식 선택권이 있는 음식점을 이용한다. ↓ 무염이나 저염 생선구이, 수육 등과 소스 없는 샐러드 섭취

일반적인 식단에서 저탄수화물 식단으로 변경하는 흐름도

위에 있는 도표의 핵심 키워드는 음식의 갈망을 일으키는 음식 대신 좋은 먹거리로 대체 또는 대신하는 것이다. 대체 방법으로 가장 중요한 첫 번째는 주전부리이다.

주전부리로 섭취하는 가공식품과 정크푸드, 밀가루 음식 대체재인 과일, 견과류, 또 올리브오일 같은 좋은 기름 등으로 대체한다.

두 번째는 외식은 가급적 하지 않으며 어쩔 수 없는 경우에 '**음식 선택권**'이 있는, 즉 원하지 않는 소스나 소금, 공장에서 대량으로 만든 된장, 고추장, 소스 등 중간 식재료들을 빼달라고 주문할 수 있는 음식점을 이용하는 것이다. 전에는 식당에서 주는 대로 먹었었다.

세 번째는 밥 같은 탄수화물을 1/2 또는 1/3 줄이고 대체재로 단백질과 지방으로 대신하는 것이다.

마지막으로 우리 엄마들이 "실천하면 정말 편하고 좋다"라고 말하는 국, 찌개와 밑반찬 없이 거기에 들어가는 식재료 고기와 채소를 삶거나 데쳐 단백질과 생채소, 데친 나물로 섭취하는 것이다. 국, 찌개와 밑반찬을 만들 필요가 없어져 그만큼 식사 준비가 편해지고 사용하는 식재료의 질에 더 많은 시간과 관심을 기울여 좋은 식사를 할 수 있다.

가공식품이나 정크푸드에 대한 갈망이 한번 일어나면 걷잡을 수 없이 커져 통제가 거의 불가능해지므로 대체할 수 있는 과일, 채소를 평상시 식단보다 2~3배 정도 더 준비해두어 달콤한 가공식품, 정크푸드에 대한 갈망이 일어날 때마다 섭취하였다. 과일과 채소를 항상 준비해두면 가공식품과 정크푸드가 생각날 때 대체해서 섭취하면서 식단 관리를 꾸준히 해나갈 수 있다.

이러한 방법을 우리는 '**대체 다이어트**'라 부른다. 한편으로 현대 인류는 코비드19로 인하여 사회적 거리두기 등 비대면 디지털 정보화시대가 보편화되어 '디지털 유목민'이라 부른다. 고대 역사 북방민족의 식단과 비슷한 대체 다이어트 식단을 우리는 '**디지털 유목민 다이어트**' 또는 '**신(新) 유목민 다이어트**'라고도 부른다.

다이어트 전 필자의 표준 체중인 68kg 이하로는 감량하기가 너무 힘들었는데, 식단을 바꾸고 난 후 체중이 너무 잘 빠져 겁이 나기도 하였다.

식단을 통제, 관리, 조절하고 5개월이 지나서부터 탄수화물로 섭취하던 쌀 대신 삶은 메주콩으로 변경하여 완전 저탄수화물 식단으로 음식을 섭취하고, 점차적으로 탄수화물의 대표적인 식재료인 곡물, 전분이 많은 뿌리채소인 감자, 연근 등을 멀리하였다. 몸과 정신에 변화를 느꼈는데 특히 정신적으로 감정의 개운함을 느끼게 되어 적극적으로 탄수화물을 줄이고, 끊고, 멀리하게 되었다.

재미있는 건 많은 분들이 우리의 주식으로 생각하는 '밥'을 섭취하지 않으면 영양부족으로 큰일이 일어날 것처럼 생각하고 있으며 필자 또한 식단을 관리, 통제, 조절하기 전에는 그랬었다.

가깝지만 먼 나라 일본에 탄수화물을 제한하는 식단을 유행시키고 있는 에베 코지의 책 『밥, 빵, 면 줄이고 끊고 멀리하라』(위즈덤하우스, 2013)의 책 제목을 보고 갑자기 가슴이 불끈하기도 하여, '그럼 뭐 먹어요?', '이 사람이 어떻게 된 것 아닌가요?', '당신이나 먹지 마셔요!'라고 마음속으로 비난하기도 하였다. 이러했던 필자는 '밥'을 섭취하지 않으면 큰일이 일어날 것처럼 생각하는 분들을 만나면 "이틀에서 사흘 정도 밥 대신 단백질, 과일, 채소, 무염식 나물로 드셔보시면 좋다", "탄수화물을 제한하여 음식을 섭취할 때 될 수 있으면 무염식으로 섭취하라!"라고 조언해준다. 해보면 몸과 마음이 가벼워짐을 알아차릴 수 있다.

도서관이나 대형서점에 가서 건강 다이어트 관련 코너에서 책을 보면 깜짝 놀랄 정도로 다이어트에 관한 책이 정말 많다. 방송과 SNS에도 다이어트 관련 내용이 많은데 그중에서 음식 종류에 따라 순서대로 섭취해도 다이어트와 건강에 도움이 된다고 한다. 일명 '순서 다이어트'이다.

'순서 다이어트'를 잠깐 설명하자면 다음과 같다.

첫째는 사과, 배, 수박, 귤, 아보카도, 바나나 등 과일을 섭취하는 것이다.

둘째는 양배추, 양상추, 시금치, 깻잎, 브로콜리, 샐러리 등 채소를 섭취하는 것이다.

셋째는 쇠고기, 돼지고기, 닭가슴살, 달걀, 생선, 두부 등 단백질을 섭취하는 것이다.

넷째는 고구마, 무우, 홍당무 등 탄수화물을 섭취하는 것이다.

절대 후회하지 않는 신(新) 유목민 다이어트

이처럼 종류별에 따라 순서대로 섭취하는 것이 '순서 다이어트'이다.

식단 관리 중간에 음식 섭취 방법을 업그레이드하여, 과일 섭취 후 1~2시간 후 채소류를 섭취하고, 그다음에 단백질을 섭취한다. 특히 과일 중에 사과, 바나나는 다른 음식 섭취 1시간 전과 2시간 후에 섭취하면 좋다고 해서 해본 적도 있었다.

1~2시간이면 섭취한 음식이 소화가 되어 그 이후에 맞춰 다음 음식을 섭취하면 건강에 좋다고 한다. 이와 같이 공복 시간에 맞추어 식사와 간식 시간을 잡아서 음식을 섭취하면 위에 부담을 적게 주고, 음식에 대한 많은 통제력을 갖게 된다.

이 방법으로 음식을 섭취해보니 의외로 속이 아주 편하고 좋았다. 단점으로 많은 시간과 에너지가 들어 오랫동안 실천하지는 못했다.

단백질로 주로 섭취했던 삶은 달걀과 닭가슴살을 대신하여 식물성 단백질 메주콩을 삶아서 약 2년 정도 섭취한 적도 있었는데, 주변에서 채식을 해서 살이 빠진 것으로 생각하는 분들이 많았다. "채식주의자 아니냐?"라고 물어서 "그렇지 않다", "채식을 고집하지는 않는다"라고 했지만, 식단을 보면 **탄수화물을 제한하는 채식주의자**였다!

식단을 통제, 관리, 조절할 때 주의할 것은, '단백질 음식인 생선, 닭가슴살 등은 하루 300g 이하로 삶은 달걀 6개 정도의 분량을 섭취하고, 채소는 하루 20~25g 이상 섭취'하는 것이다. 필자는 하루에 생채소와 데친 나물을 100g 이상 섭취한다.

탄수화물이 많은 곡물과 뿌리채소를 줄이고, 끊고, 멀리하면 여러 가지 좋은 점이 있는데, 육체적으로는 체중 감량이 되며, 정신적으로는 머리가 맑아지고 개운해짐을 느끼게 된다.

탄수화물을 줄이면 포만감이 약해 허기짐을 참기 힘들 때가 있어 식단 통제, 관리, 조절 전보다 과일이나 단백질, 견과류 등을 2~3배 정도 많이 섭취하게 되었다.

앞의 내용을 바탕으로 간단히 오구 식판에 식단의 구성을 정리하면 다음과 같다.

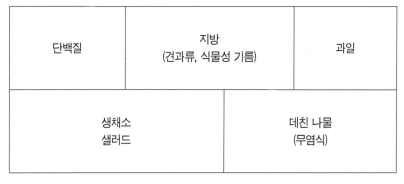

단백질	지방 (견과류, 식물성 기름)	과일
생채소 샐러드		데친 나물 (무염식)

오구 식판으로 본 식단의 구성

탄수화물 섭취가 줄어들면 포만감이 없어, 곡물을 섭취할 때가 간혹 있다. 곡물을 섭취한 후 정신적인 변화와 감정, 체중의 변화를 확인하면 탄수화물이 영적, 정신적, 신체적으로 우리와 밀접한 상관관계가 있음을 알게 된다.

절대 후회하지 않는 신(新) 유목민 다이어트

필자와 가족을 포함하여 성공한 다이어터들이 말하는 건강하고, 행복한 다이어트 비결은 다음과 같다.

첫째, 가공식품을 멀리하고 끊는 것이다. 가공식품이란 된장, 고추장, 간장, 각종 식용 기름, 각종 소스 등 공장에서 가공되어 만들어진 일체의 식품을 말한다.

둘째, 외식을 가급적 하지 않는 것이다.

셋째, 무염식 또는 저염식을 한다. 저염식에서 저염의 양을 어느 정도로 해야 할지 기준을 잡기도 어려울 뿐더러, 우리가 자주 접하는 음식인 된장, 김치, 간장 등에 사용된 소금의 양을 정확히 측정할 수 없기 때문에 무염식을 추천한다.

살을 빼는 것보다 살을 뺀 후 지속적으로 유지하는 것이 어렵다. 필자를 포함하여 성공한 다이어터의 조언을 실천하게 되면, 요요현상이 현저히 줄어들 것이며, 본인과 가족, 사회의 건강과 행복을 찾을 수 있는 가장 빠른 길이 될 것이다.

식단 통제, 관리, 조절을 하면서 이를 통해 개개인의 건강을 회복하는 것은 물론 가족과 사회 그리고 넓게는 온 인류의 행복과 평화를 이루는 단단한 토대가 된다는 것을 실감한다.

25

목표에 의한 체중 관리와
우리나라 비만 현황

『음식에 대한 거의 모든 생각』(부키, 2020)에 의하면 "세계 경제가 비만으로 지출하는 비용은 2조 달러이고, 영국처럼 경제규모가 중간쯤 되는 나라에서 비만으로 인한 사회적 비용은 연간 700억 달러쯤 된다"라고 한다.

이처럼 엄청난 비용을 발생시키는 21세기 흑사병 '비만'을 정치인 등 사회에 영향력 있는 여러 사람들이 '처삼촌 묘 벌초하듯' 대하는 것을 보면 놀랍기만 하다. 우리의 삶에 있어 가장 중요한 건강에 이토록 무관심하게 된 근본적인 원인은 정치 환경의 문제일 것이다.

다이어트 광고 선전을 보면, 칼로리나 체중 감량에만 집중하여 보는 이로 하여금 재미와 흥미를 일으켜 오락거리로 변화시킨다. 이것은 비만을 일으키는 근본적인 문제의 접근을 막고 오도하게 한다.

우리가 먹지 말아야 할 음식을 왜 먹지 말아야 하며, 그러한 음식을 어떻게 하면 먹지 않을 수 있는지 그 방법을 아무도 알려주지 않는다.

절대 후회하지 않는 신(新) 유목민 다이어트

어쩌면 알려주기가 어려운 환경이거나, 알리고는 있으나 정보의 비대칭으로 접하지 못하고 있을 수도 있다.

나와 가족, 더 나아가 건강한 사회를 만들기 위해서 우리와 밀접한 관계가 있는 것부터 관심을 가져야 한다. 특히 정치에 관심을 가져야 하는 이유가 여기에 있다.

비만으로 인한 사회적 비용이 우리 삶을 황폐화시키고 있다. 비만 관련 질환에 대한 의학적 관리 비용을 토대로 몸무게 1kg 감량당 비용을 산출해보았더니 48만 원으로 계산되었다. 이와 같이 비만은 우리 삶에 개인적, 사회적, 국가적으로 나쁜 영향을 주고 있다.

그럼 우리의 몸무게가 정상인지 아니면 비만인지 알아보자. 비만 자료로 사용되는 체질량지수는 '키와 몸무게를 이용하여 지방의 양을 추정하는 비만 측정법'으로, 몸무게를 키의 제곱으로 나눈 값이다. 그 수치가 19 이하일 때를 저체중, 20~24일 때를 정상 체중, 25~30일 때를 경도비만, 30 이상인 경우에는 비만으로 본다.

간단히 표로 정리하면 다음과 같다.

체질량지수	상태
19 이하	저체중
20~24	정상
25 이상	경도비만, 비만

체질량지수 상태표

위의 식대로 키 180㎝, 몸무게 60kg인 필자의 체질량지수를 구하는 과정을 살펴보자.

첫 번째, 키를 ㎝에서 m로 바꾸면 180㎝ / 100 = 1.8m이다.

두 번째, kg / (m × m) 공식에 대입하면 체질량지수 = 60kg / (1.8m × 1.8m) = 18.5이다.

체질량지수에 의하면 필자는 저체중 상태이다. 여러분들도 스스로 체질량지수를 구해 현재의 건강상태를 알아보는 것도 유익할 것이다.

참고로 필자가 간편하고 편리하게 최적의 몸무게를 구하는 방법을 소개한다.

첫 번째, 키에서 115를 뺀 수치가 가장 좋은 몸무게, 즉 '**최적화 몸무게**'이다.

두 번째, 피할 수 없는 회식 자리, 친구 만남, 가족이나 친척 만남에서 눈 깜박할 사이에 5~7kg이 순식간에 늘어날 수 있으므로 최적화 몸무게에서 5kg을 뺀 수치를 '목표 체중'으로 관리하고 있다.

예로 필자는 키 180㎝인데 여기서 115를 뺀 수치인 65kg이 최적화 몸무게이다. 여기에서 5kg을 더 뺀 60kg을 목표 체중으로 하고 있다. 결론은 키에서 120을 뺀 수치를 목표 체중으로 생각하면 된다.

프랑스와 독일 건국의 아버지라 불리며 거대한 유럽 제국을 건설한 샤를 마뉴 대제는 키 2m에 몸무게가 80kg이었다고 한다. 샤를 마뉴의 몸무게와 키는 요즘 잘나가는 연예인이나 슈퍼모델 수준이다. 한편 정부의 아들이 아니라서 왕위계승에서 제외되기도 한 인물인 샤를 마뉴대제의 아들 피핀(Pippin)의 삶을 뮤지컬로 만든 'Pippin'이 공연되기도 했다.

한편, 우리 국민의 비만 상황이 어떤지 궁금해 통계청 홈페이지에 들어가 자료를 구하였다. 아래 그래프는 체질량지수를 기준으로 만든 것으로써 우리나라 국민 중 '19세 이상 체질량지수 25 이상 비만'인 성인 남녀를 2008년부터 2017년까지 추이를 조사한 것이다.

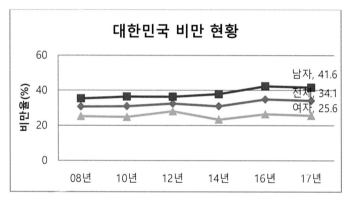

보건복지부/질병관리본부, '국민 건강통계 - 국민 건강영양조사 제7기 2차년도(2017)'

그래프를 살펴보면 매년 꾸준히 비만 환자가 늘어나고 있음을 알 수 있다.

아래의 그래프는 2017년 19세 이상 성인 남녀 중 체질량지수 25 이상 비만 환자 비율을 분석한 것이다.

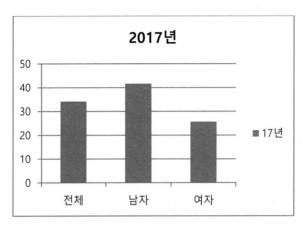

보건복지부/질병관리본부, '국민 건강통계 - 국민 건강영양조사 제7기 2차년도(2017)'

　남성은 100명 중 42명, 여성은 100명 중 26명이 비만으로 남자가 여자에 비해 현저히 높다. 간과할 수 있는 점은, 차후 비만으로 진행되는 대기 상태인 과체중 상태의 비율은 적게 잡아도 100명 중 30~40명 정도로 추측된다는 것이다.

　여성보다 남성이 더 뚱뚱한 이유로 여러 이유가 있겠지만, 여자는 스트레스를 풀 때 대화로 서로 공감해주고 함께 있다는 분위기를 느끼면서 푼다고 한다. 그에 반해 남자는 술로 스트레스를 푸는 경향이 있다고 한다. 그리고 또 다른 이유로 우리나라 식문화에서 그 원인을 찾아볼 수 있다.

　"남자는 음식을 가리지 않고, 남김없이 잘 먹어야 한다", "음식 버리

절대 후회하지 않는 신(新) 유목민 다이어트

면 벌 받는다"와 같은 음식 문화와 "남자는 듬직하게 보여야 좋다!" 하는 생각들, 그리고 사적 모임인 회식 자리, 친구만남과 가족 및 친척만남 등 사교, 친목 모임에서 빠지지 않는 술과 안주 등 우리 몸에 유해한 먹거리가 살찌게 하는 주요 원인이라고 생각된다.

그에 비해 여성은 일찍 중고등학생 때부터 체형에 대한 관심, 결혼후 태어날 아기와 가족의 건강을 책임지는 위치에 있어 다이어트와 건강에 대한 관심과 지식이 대단히 높고 남성에 비해 신체의 본능적 감각이 발달하여 음식을 섭취할 때 상당히 조심한다. 이러한 요인들이 남성과 여성의 비만 발생 차이를 발생시키는 것으로 추정된다.

학업과 직업상 음식 통제, 관리, 조절을 엄격히 하는 지인이 있었다. 결혼한다는 소식을 접하였는데, 누가 보아도 매우 훌륭한 배우자를 만나 결혼하게 되었다. 지인이 결혼하게 된 사연을 알게 되었는데, "그 사람이 먹는 게 나랑 너무 똑같아서 결혼했다"라는 의외의 이야기를 들은 적이 있다. 여러분 중에 환절기마다 옆구리가 허전한 분이 있다면 음식 통제, 관리, 조절을 해서 천생연분을 만날 수 있을 것이다!

또한, 우리가 먹는 음식이 우리 운명을 좌우할 수 있듯이 한 나라 국민이 섭취하는 음식의 질이 그 나라의 운명이 될 것이다. 태양의 빛을 구름이 가리듯이 우리가 사는 이 세상이 비록 나쁜 거짓 음식으로 가득하다 할지라도 그것을 극복할 수 있는 의지 또한 가득하다면 우리 삶과 운명에 어떤 기적이 일어날지 아무도 알 수 없을 것이다.

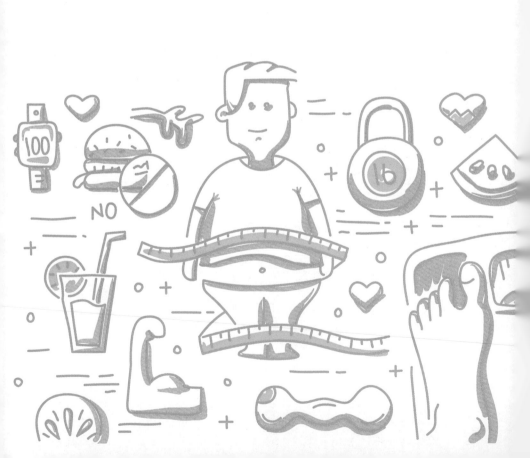

부록

청와대 청원 내용

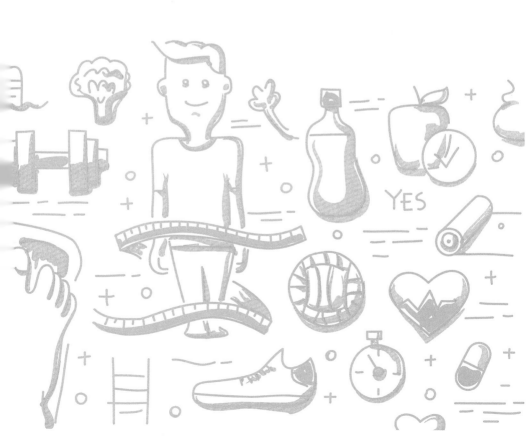

위대한 대한민국의 자주적 경제 독립과
미래의 선택받은 한반도의 운명을 바꾸는
친환경 먹거리 노믹스

18세기 말 낡고 부패한 구 제도에 맞서 시민이 주체가 되어 자유와 평등 그리고 박애를 외친 프랑스 대혁명에 이어서, 21세기 초 불공정 그리고 불의의 적폐에 맞서 일어난 촛불시민대혁명은 위대한 대한민국 개개인과 미래의 선택받은 한반도가 디지털 유목민 시대로의 전환을 알리는 신호탄이다.

대한민국 경제 패러다임을 21세기 디지털 유목민 시대에 걸맞게 위대한 대한민국과 선택받은 미래의 한반도를 살리는 친환경 먹거리 노믹스인, 친환경 1차 산업과 6차 산업의 수레바퀴를 돌려 경제성장의 중심축으로 옮겨갈 때이다.

대한민국 개개인과 한반도에 정직하고 바른 식재료로 먹거리가 바뀌면 국민 개개인의 건강이 좋아지고, 21세기 디지털 유목민 시대에 걸맞게 대한민국과 한반도의 운명이 바뀐다.

제안취지 및 배경

독점 산업 자본주의의 무차별적 이익 추구에 의해서 위대한 대한민국 개개인이 누려야 할 인권과 건강 그리고 행복이 잘못 왜곡된 먹거리로 만들어진 무절제한 식생활 습관은 영적, 정신적, 육체적으로 건강하지 못한 삶을 살게 한다.

잘못 왜곡된 식생활 적폐청산은 건강의 청신호이다. 식생활 개선으로 얻는 건강은 행복하고, 즐겁고, 기쁘게 삶의 질을 혁신적으로 변화시켜 만족한 생활을 할 수 있는 여건을 만든다.

주변을 둘러보면 잘못된 식생활로 인하여 건강치 못한 분들이 너무 많다. 우리나라는 정치(남북분단 및 동서갈등), 경제(소득불평등), 사회(중독된 사회문화)적으로 산적한 문제가 많다. 특히 국민 건강 문제, 경제민주화, 경제불평등 및 부정부패와 환경문제, 노사 문제 등등등 대한민국 개개인이 매일 섭취하는 먹거리는 건강과 매우 밀접함에도 불구하고 농식품의 부적절하고 부조리한 먹거리 관리와 독점 산업 자본주의 하에서 기업의 무차별적 이익 추구로 인한 왜곡된 광고와 홍보는 국민 개개인에게 나쁜 식생활 습관을 만들어 개인, 가정 그리고 사회에 심각한 문제를 일으키고 있다.

범세계적으로 비만과 관련된 각종 질병 등의 급증으로 고통받는 사람들이 증가하고 있다. 가까이 우리가 살고 있는 주변을 둘러보면 다른 나라에 비해 대한민국은 잘못된 먹거리 관리와 식생활로 인한 질병 증가 속도가 빠르고 심각한 상황이다.

그로 인하여, 국민 삶의 질 저하 및 사회적 비용 증가는 위대한 대한민국 개개인과 미래의 선택받은 한반도 생존권을 위태롭게 한다.

제안내용

먹거리가 바뀌면 국민의 건강이 좋아지고 자연스레 위대한 대한민국의 자주적 경제 독립과 미래의 선택받은 한반도의 운명이 바뀐다.

첫 번째, 먹거리 민주화를 이루어야 한다.

경제민주화와 마찬가지로 먹거리 민주화를 위해 정직하고 바른 식재료를 위대한 대한민국 국민께 공급해야 한다. 특히 사회 경제적 취약계층의 어린이, 노인, 장애인을 배려해야 한다. 이를 위하여 1차 산업인 농업, 축산업, 수산업에 친환경 유기농법 시스템을 도입하여, 저렴한 양질의 먹거리를 위대한 대한민국 국민께 공급해야 한다.

두 번째, 신 중산층을 양성해야 한다.

"국가는 균형 있는 국민경제의 성장 및 안정과 적정한 소득의 분배를 유지하고, 시장의 지배와 경제력의 남용을 방지하며, 경제주체 간의 조화를 통한 경제의 민주화를 위하여 경제에 관한 규제와 조정을 할 수 있다." 헌법 119조 2항에 명시된 경제민주화를 위해 1차 친환경 농, 축, 수산업 참여자에게 기본소득을 지급하고, 인플레이션에도 강한 자산 중심으로, 자산 분배(효율적 소득분배 등) 및 자산 재분배(가계부채조정 등)를 통하여 신 중산층 부농을 양성해야 한다.

세 번째, 국민 식생활 개선 운동을 해야 한다.

절대 후회하지 않는 신(新) 유목민 다이어트

국민, 국가, 시민단체, 언론매체가 독점 산업 자본주의에서 기업의 무차별적 이익 추구에 의해서 잘못 왜곡된 먹거리로 인한 무절제한 식생활 적폐청산과 식생활 개선 운동을 적극 홍보하여 위대한 대한민국 국민들이 식생활 개선 운동에 적극 참여토록 해야 한다.

기대효과 및 활용방안

첫 번째, 수출 주도형 유기농법이 발전하여 농어촌 소득증대와 지역 사회 공동체가 살아난다.

친환경 농축수산업으로 저렴한 양질의 식재료 공급과 식생활 혁신으로 국민 건강이 향상되고, 수출 주도형 친환경 농법의 성장으로 친환경 1차 농축수산업 종사자의 소득성장으로 농어촌의 지역사회 공동체가 활성화된다.

두 번째, 국민 건강 향상으로 사회적 비용이 감소한다.

5개월 안으로 위대한 대한민국 개개인의 건강이 눈으로 느낄 수 있도록 좋아지며, 국민 건강 증진으로 의료보험에서 발생되는 의료비용 3~4조와 사회적 비용 절감으로 추가 재원이 확보 가능하다.

세 번째, 신 중산층 양성으로 내수 시장이 튼튼해진다.

친환경 1차 산업 참여자 중심으로 이루어진 경제민주화로 신 중산층이 형성되어, 내수 경제가 튼튼해지고 경제성장을 이끌어낼 수 있으며 새로운 일자리 창출이 가능하다. 가족 공동체와 사회 공동체가 살아날 수 있는 환경을 만들게 된다.

네 번째, 참여 민주주의를 발전시킨다.

적극적인 정부 정책과 시민단체 그리고 언론매체의 홍보 및 광고 활동은 국민들로 하여금 식생활 개선에 참여케 하여, 정책 효과를 참여자가 피부로 느끼게 되어 참여 민주주의를 발전시키게 된다.

마지막으로, 1차 산업과 6차 산업의 발전으로 4차 산업 중심 경제성장의 한계를 보완하고 상생할 수 있다.

앞으로 추진하는 4차 산업 중심의 경제성장으로 인한 일자리 감소분을 친환경 1차 산업과 6차 산업의 발전으로 양질의 일자리를 창출하고, 지방자치의 질적 성장과 대한민국 개개인과 한반도의 경제성장의 주축이 될 수 있다.

한 정치 사상가는 "음식이 바뀌면 운명이 바뀐다"라고 하였다. 지금 21세기 디지털 유목민 시대에 걸맞게 위대한 대한민국 개개인과 미래의 선택받은 한반도의 운명을 바꾸는 정책을 혼신을 다하여 제안하고 간절히 청원하는 바이다.

감사합니다.

- 가바야 시게루, 이만 잘 닦아도 비만 치매 막는다, 황윤숙, 도어북, 2014
- 가타하라 예츠코, 3가지 채액이 내 몸을 살린다, 박정임, 라의눈, 2015
- 강태은, 상위 4%를 만드는 1등급 다이어트, 깊은나무, 2017
- 고가 후미타케, 기시미 이치로, 미움받을 용기, 전경아, 인플루엔셜, 2014
- 고바야시 산고, 비장, 폐장, 신장, 조기호, 김형규, 곽영, 집문당, 2013
- 곤도 마코토, 의사에게 살해당하지 않는 47가지 방법, 이근아, 더난출판사, 2013
- 기울리아 엔더스 글, 질 엔더스 그림, 매력적인 장 여행, 배명자, 와이즈베리, 2014
- 김남규, 몸이 되살아나는 장습관, 매일경제신문사, 2019
- 김영삼, 안구혁명, 부광, 2014
- 김영섭, 어쨌든 신장병을 고쳤다는데, 건강다이제스트사, 2013
- 김영하, 먹거리 팩트 체크, 새로운사람들, 2018
- 김정은, 365mc 람스센터, 잘 빠졌다, 람스LAMS, 헬스조선, 2015
- 김현숙, 古家, 열두 달 발효 상차림, 기억, 2011

절대 후회하지 않는 신(新) 유목민 다이어트

- 나쓰이 마코토, 탄수화물이 인류를 멸망시킨다. 윤지나, 청림Life, 2014
- 냐냐난다 스님, 마음이란 무엇인가, 아눌라 스님, 숨, 2002
- 노태권, 노동주, 노희주, 중졸 삼부자 공부법, 휴먼더보이스, 2019
- 니시아키 순지, 당을 끊는 식사법, 박유미, 솔트앤시드, 2014
- 대니얼 Z. 리버만, 마이클 E. 롱, 천재인가 미치광이인가 도파민형 인간, 최가영, 쌤앤파커스, 2019
- 대한장연구학회, 나의 염증성 장질환 극복 여정기, 헬스조선, 2014
- 대한장연구학회, 튼튼한 장 건강한 밥상, 중앙일보, 헬스미디어, 2013
- 데라바야시 요스케, 피로를 잡아 활력 있게 살려면 콩팥을 문질러라, 이선정, 비타북스, 2017
- 데이비드 펄머터, 그레인 브레인, 이문영, 김선하, 지식너머, 2015
- 데이비드 펄머터, 장내세균 혁명, 윤성일, 이문영, 지식너머, 2016
- 데일 브레드슨, 알츠하이머의 종말, 박준형, 토네이도, 2018
- 로렌 코데인, 구석기 다이어트, 강대은, 황금물고기, 2012
- 마쓰모토 미쓰마사, 건강검진의 거짓말, 서승철, 에디터, 2016
- 마크 하이만, 혈당 솔루션, 이남진, 한언, 2014
- 마틴 블레이저, 인간은 왜 세균과 공존해야 하는가, 서자영, 처음북스, 2014
- 마틴 코언, 음식에 대한 거의 모든 생각, 안진이, 부키, 2020
- 말콤 글래드웰, 다윗과 골리앗, 김규태, 김영사, 2020
- 메린 매케나, BIG CHICKEN, 김홍옥, 에코리브르, 2019
- 모리 다쿠로, 1:9 다이어트 운동 1할 식사 9할, 안혜은, 이다미디어, 2014

- 무라타 히로시, 장이 살아야 내 몸이 산다(잘 먹고 살 사는 법), 박재현, 이상미디어, 2009
- 미즈노 남보쿠, 류건 엮음, 운명을 만드는 절제의 성공학, 바람, 2013
- 민병덕, 밥상 위의 한국사, 책이있는마을, 2017
- 밀란 쿤데라, 참을 수 없는 존재의 가벼움, 이재룡, 민음사, 2009
- 박민수, 새싹 다이어트, 퍼플카우, 2015
- 박신화, 김명동, 너와 나의 건강수업, 푸른솔, 2014
- 박용우, 4주 해독 다이어트, 비타북스, 2014
- 박유미, 고구려 음식 문화사, 학연문화사, 2017
- 박찬영, 해독의 기적, 엔트리, 2014
- 법정, 숫타니파타, 이레, 2006
- 서부일, 알기 쉬운 한의학, 대구한의대학교출판부, 2012
- 서산대사, 선가귀감, 원순, 도서출판법공양, 2007
- 선재, 당신은 무엇을 먹고 사십니까, 불광출판사, 2017
- 송한영, 인도전통의학 아유르베다, 한언, 2015
- 수신오도, 숨만 제대로 쉬면 무병장수 문제없다, 사유수, 2015
- 스티븐 R. R. 건드리, 플랜트 패러독스, 이영래, 쌤앤파커스, 2018
- 스티븐 왕겐, 밀가루만 끊어도 100가지 병을 막을 수 있다, 박지훈, 끌레마, 2012
- 안드레아스 모리츠, 의사들도 모르는 기적의 간청소, 정진근, 에디터, 2015
- 안희경, 제러미 리프킨, 오늘부터의 세계, 메디치미디어, 2020
- 앤 루이스 기틀먼, 전자파가 내 몸을 망친다, 윤동구, 랜덤하우스, 2011

절대 후회하지 않는 신(新) 유목민 다이어트

- 양회정, 이명, 난청, 어지럼증: 새로운 근원 치료법, 메디마크, 2013
- 에베 코지, 내 몸에 독이 되는 탄수화물, 한성례, 이너북, 2015
- 에베 코지, 당질제한식 다이어트, 이근아, 이아소, 2012
- 에베 코지, 밥 빵 면 줄이고 끊고 멀리하라, 신유희, 위즈덤하우스, 2013
- 오로지, 백신주의보, 명지사, 2018
- 오로지, 한국의 GMO 재앙을 보고 통곡하다, 명지사, 2015
- 올가 토카르추크, 방랑자들, 최성은, 민음사, 2019
- 왕혜문, 7 Days 해독 수프 다이어트, 비타북스, 2015
- 우리의 편집부, 오늘부터 시작하는 당질제한 다이어트, 김현정, 루미너스, 2019
- 유발 하라리, 사피엔스, 조현욱, 김영사, 2015
- 이경영, 34kg를 감량한 이경영의 기적의 밥상, 조선앤북, 2010
- 이광조, 채식치유학, 서리태, 2018
- 이승주, 장 건강하면 심플하게 산다, 매번북스, 2019
- 이시키와 히데아키, 먹는 순서 폭발 다이어트, 김정환, 새로운현재, 2013
- 이시하라 유우미, 하루 단식(내 몸을 살리는), 박경옥, 살림LIFE, 2009
- 이영미, 위대한 식재료, 민음사, 2018
- 이영호, 하시영 외1명, 폭식증 스스로 이겨내기, 학지사, 2011
- 이우정, 나는 당신이 오직 코로 숨쉬기 바란다, 미다스북스, 2019
- 이토 히로시, 건강 100세 장과 신장이 결정한다, 유가영, 매경출판, 2016
- 일리엄시어스, 오메가-3 사용설명서, 이미령, 이상미디어, 2013

- 일운, 마음 밥상(더할 나위 없이 충만한 사찰 음식 이야기), 모과나무, 2017
- 장솔, 장이 건강하면 우울증 불면증 당뇨병 고혈압 아토피가 치유된다, 가나북스, 2019
- 잭 길버트, 롭 나이트, 샌드라 블레이크 슬리, 더러워도 괜찮아, 한대희, 알에이치코리아, 2018
- 적광, 수신오도, 팬덤북스, 2015
- 전현수, 사마타와 위빠사나, 불광출판부, 2018
- 정대희, 푸드닥터(건강 체질로 바꿔주는 음식치료법), 북랩, 2017
- 조셉 머콜라, 5G의 역습, 김보은, 판미동, 2021
- 조희진, 하루 당분 20g의 기적, 아우름, 2014
- 존 O. A. 파카노, 건선의 자연치유, 노은래, 김윤경, 이효경, 조윤커뮤니케이션, 2016
- 존 라빈스, 오션 로빈스, 먹거리 혁명, 김윤희, 하늘아카데미, 2015
- 존 맥두걸, 어느 채식주의자의 고백, 강신원, 사이몬북스, 2017
- 주부와 생활사, 독소가 내 몸을 망친다, 동도원, 2012
- 주부와 생활사, 몸안의 독소를 빼는 쾌변 건강법, 이근아, 이아소, 2013
- 주종대, 면역력, 식생활로 정복하라, 산청, 2015
- 최낙언, 맛의 원리, 예문당, 2018
- 츠루미 다카후미, 1日 효소 단식, 박재현, 이상미디어, 2013
- 캐런 레이비치, 앤드류 샤테, 회복력의 7가지 기술, 우문식, 유상운, 물푸레, 2014
- 커렌 케이닉, 진짜 식욕, 가짜 식욕, 윤상운, 예지, 2011
- 케이 쉐퍼드, 음식중독, 김지선, 사이몬북스, 2013

- 켈리 도프먼, 음식이 아이를 아프게 한다, 노혜숙, 아침나무, 2014
- 펠리페 페르난데스-아르메스토, 음식의 세계사 여덟 번의 혁명, 유나영, 소와당, 2018
- 프란치스코, 악마는 존재한다, 안소근, 가톨릭출판사, 2020
- 필 맥그로, 20/20 다이어트, 장선하, 책이있는마을, 2015
- 허근, 술 때문에 죽지 않겠다, 가톨릭출판사, 2020
- 현대건강연구회, 자연식 건강요법, 태을출판사, 2018
- 헤거, 하루 참선 15분, 책으로여는세상, 2013
- 황경신, 생각의 공을 굴려서 글쓰기 근육을 키우자, 위즈덤하우스, 2019
- 후시타 코이치로, 의사는 못 고쳐도 장은 고친다, 최려진, 위즈덤하우스, 2014
- 후지타 고이치로, 내 몸에 뚱보균이 산다. 서수지, 옥당, 2016
- 후지타 고이치로, 장내 유익균을 살리면 면역력이 5배 높아진다. 노경아, 예인출판사, 2014
- 후지타 고이치로, 장누수가 당신을 망친다, 임순모, 행복에너지, 2018
- Ms. Claire Robinson, Dr. Michael Antoniou, Dr. John Fagan, GMO 허위와 진실, (사)유기농문화센터, 일송재단, 2019